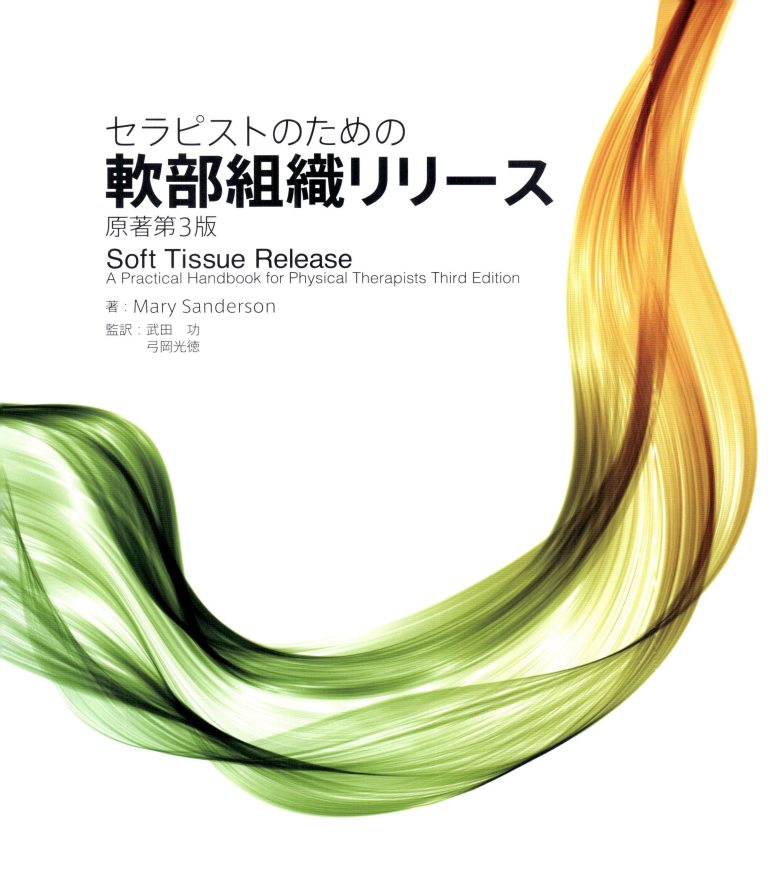

セラピストのための
軟部組織リリース
原著第3版
Soft Tissue Release
A Practical Handbook for Physical Therapists Third Edition
著：Mary Sanderson
監訳：武田 功
　　　弓岡光徳

医歯薬出版株式会社

▌監訳者

武田　功（たけだ いさお）　大阪人間科学大学人間科学部理学療法学科

弓岡　光徳（ゆみおか みつのり）　大阪人間科学大学人間科学部理学療法学科

▌訳　者

奥村　裕（おくむら ゆう）　大阪人間科学大学人間科学部理学療法学科（略語，第6～9章）

金澤　佑治（かなざわ ゆうじ）　大阪人間科学大学人間科学部理学療法学科（第1章）

田中　雅侑（たなか まさゆき）　大阪人間科学大学人間科学部理学療法学科（第2章）

弓岡　光徳（ゆみおか みつのり）　大阪人間科学大学人間科学部理学療法学科（第3章「1. 骨盤帯」「2. 股関節」）

弓岡　まみ（ゆみおか まみ）　大阪人間科学大学人間科学部理学療法学科（第3章「3. 膝関節」）

岡山　裕美（おかやま ゆみ）　大阪人間科学大学人間科学部理学療法学科（第3章「4. 足関節」「5. 足部」）

玉田　良樹（たまだ よしき）　大阪人間科学大学人間科学部理学療法学科（第4章「1. 脊柱」）

廣瀬　浩昭（ひろせ ひろあき）　大阪人間科学大学人間科学部理学療法学科（第4章「2. 頸部」）

山川　友康（やまかわ ともやす）　大阪人間科学大学人間科学部理学療法学科（第5章）

弓岡　光也（ゆみおか こうや）　小波瀬病院診療技術部リハビリテーション科（第10章，付録）

（訳順）

Soft Tissue Release
A Practical Handbook for Physical Therapists
Third Edition

Mary Sanderson

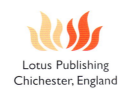

Lotus Publishing
Chichester, England

Copyright © 2012 by Mary Sanderson. All rights reserved. No portion of this book, except for brief review, may be reproduced, stored in a retrieval system, or transmitted in any form or by any means – electronic, mechanical, photocopying, recording, or otherwise – without the written permission of the publisher. For information, contact Lotus Publishing or North Atlantic Books. First published in 1998 by Otter Publications (ISBN 1 899053 12 3) and reprinted by Corpus Publishing Limited in 2000 (ISBN 1 903333 00 8).

This edition published in 2012 by
Lotus Publishing
Apple Tree Cottage, Inlands Road, Nutbourne, Chichester, PO18 8RJ

Anatomical Drawings Amanda Williams
Photographs Darren Buss
Model Jeannie Sanderson
Text and Cover Design Wendy Craig
Printed and Bound in the UK by Scotprint

Acknowledgements
Many thanks to my friends and colleagues, in particular Jim Odell (McTimoney chiropractor), Donna Gurr (chartered physiotherapist) and Lorraine Western (sports massage therapist) for their invaluable input and endorsement of STR as an integrative soft tissue technique. Also thanks to mum Christine Sanderson for proof reading, and husband Mike and sons Lewis and James for their continued support.

MEDICAL DISCLAIMER: This publication is intended as an informational guide. The techniques described are a supplement to, and not a substitute for, professional medical advice or treatment. They should not be used to treat a serious ailment without prior consultation with a qualified healthcare practitioner. Whilst the information herein is supplied in good faith, no responsibility is taken by either the publisher or the author for any damage, injury or loss, however caused, which may arise from the use of the information provided.

Lotus Publishing, Mary Sanderson © October 2012

監訳の序

　軟部組織リリース（soft tissue release：STR）の概念や治療が紹介されるまで筋膜の病的変化や外傷による損傷の治療は，医師による治療〔注射や投薬〕を主体とし，補助的手段としてマッサージが施されていた．

　本書におけるSTRとは，筋を覆う筋膜および軟部組織の機能不全や，筋の不均衡による多くの損傷に対処する治療テクニックである．

　筆者は，スポーツに関する学位とマッサージ資格を有する卓越した臨床経験のあるセラピストである．筆者自身はスポーツにより股関節を損傷した体験と臨床経験を活かして，STRに関する評価および動的治療テクニックの効率的な方法を科学的に立証研究し，"根拠に基づく医療"（Evidence-Based Medicine：EBM）としてSTRテクニックを提供した．

　STRは，患者の動きと協働した運動を治療手技として組み合わせることによって，筆者の損傷した股関節を回復させ，再びスポーツ人生および専門家としての人生に復帰することを可能にしたのである．

　本書は原著第3版から見やすい鮮明なカラーとなり，理論と関係するテクニックを例示するために多くの写真と図を掲載した．容易に理解できるように平易な表現で説明しており，読者の理解を助けるように工夫されている．

　以上のような理由から，STRの評価と治療テクニックは，これから勉強しようとする初学者のみならず臨床のセラピストにとってもよい指針となり，参考書となるだろう．

　本書が上梓されるまで翻訳くださった弓岡光徳先生はじめ諸先生方のご苦労と，完成までお付き合いいただいた医歯薬出版編集部の皆様のご協力に，深甚の謝意を表する次第である．

2019年3月

武田　功

序文

軟部組織リリース（soft tissue release：STR）は，20年前に自分自身の損傷の治療に役立った，動的な適応範囲が広いマッサージテクニックである．

スポーツは常に私の人生の情熱であった．そして，スポーツ・マッサージロンドン校（London School of Sports Massage：LSSM）において，スポーツに関する研究で学位をとり，マッサージセラピストの資格を得た後は，スポーツは私の趣味であり，職業になった．教育を受けたマッサージテクニックと専門技術を使用することで，私はスポーツ損傷の予防的効果だけでなく，治療に関しても良好な成果を上げることができた．仕事は順風満帆だったが，私は1992年の末に股関節に損傷を受けてスポーツをすることができなくなった．私は損傷によって，走ることができなくなった．

そこで，私は異なったテクニックを使用するさまざまな専門家にあたってみた．生体力学的評価では何も問題が見つからなかったので，装具は処方されなかった．カイロプラクターは硬くて動かない仙腸関節に取り組み，理学療法士は「中殿筋コンパートメント症候群」という正確な診断を行った．これらはすべて正確で有益な評価であった．しかし，私はまだ走ることができなかった．中殿筋の筋力増強運動と同様に，深いストロークを使用したあらゆるマッサージを行っても，状態が悪化した．そして，ついに私は高度なマッサージ治療に関するコースを行っている米国のマッサージセラピストに出会った．彼は私のそばで大腿筋膜張筋（TFL）に非常に強く肘を当てて，股関節を動かすように求めた．3年間も適切に走ることができなかったのに，症状はほぼ瞬間的に改善した．私はそれを維持し，問題の再発を最小限にするために，さらなる治療と特定の再教育的なエクササイズを必要としたが，その日からほとんど痛みを感じなくなった．

私の専門家としての人生およびスポーツ人生は，ともに新しい道に踏み出した．STR―運動と治療手技（マニピュレーション）の組み合わせ―によって，私はスポーツ人生を取り戻し，専門家としての人生を新しい進路に向けた．軟部組織に対する詳細で正確な技術的研究は，しばしば理学療法の失われた環とされる．マッサージテクニックはすべての損傷に対する答えではないが，重要な治療法である．軽度の軟部組織機能障害と筋の不均衡による多くの損傷は，正しいマッサージによって修復することができる．

経験豊かなマッサージセラピストならば，問題の領域を見つけ，解決法を探すのは自然な流れであるため，同様に作用する多数の方法を見つけているだろう．本書では，過去21年の間の私の経験に基づき，効果的なテクニッ

クを概説している．STR は，従来のマッサージテクニックを排除すること
を目的としてはいない．マッサージ治療の経験は，STR を良好に実施する
ための基礎となる．つまり，患者の動きと協力を得ることが，熟練したセラ
ピストになるために必要とされる．

　私の STR への最初のかかわりは，LSSM から始まった．そして，私の
STR に関する専門知識は，自分自身の経験と他のセラピストとの連携を通
して発展した．本書の目的は，損傷を診断することではなく，単に軟部組織
を評価して治療する効率的な方法を提供することである．

　2012 年 5 月

Mary Sanderson

目次

監訳の序…………………………………………………………………… v
序文………………………………………………………………………… vi
略語………………………………………………………………………… xi

第1章　軟部組織リリース（Soft Tissue Release：STR）の序論　1

1. 軟部組織の機能不全　1
1 軟部組織 …………………………………… 1
2 過用による損傷 …………………………… 1
3 結合組織と筋膜 …………………………… 3
4 急性ならびに亜急性損傷 ………………… 5
5 靱帯損傷 …………………………………… 5
6 腱損傷 ……………………………………… 5

2. マッサージとSTR　6
1 マッサージテクニック …………………… 6
2 STRと研究 ………………………………… 6
3 損傷の予防 ………………………………… 8
4 アイシングと激しいトレーニング ……… 8
5 過用による損傷 …………………………… 8
6 外傷性損傷 ………………………………… 9
7 不動 ………………………………………… 9
8 他の療法と併用したSTR ………………… 9
9 重要な考慮事項 …………………………… 10

3. 軟部組織の評価　10
1 テクスチャ（Texture：組織の手触り感）…… 10
2 炎症 ………………………………………… 12
3 筋出力のバランス ………………………… 13

第2章　STR―テクニック　18

1. STRの実施　18
1 テクニック―「ロックしながら伸張する！」
　……………………………………………… 18

2 単独でストレッチだけを行うよりもSTRを実施する利点 ……………………………… 18
3 単独で従来のマッサージを行うよりもSTRを実施する利点 …………………………… 19

2. 考慮すべき因子　20
1 STRの分類 ………………………………… 20
2 圧迫いわゆる「ロック」の実施 ………… 23
3 圧迫の維持 ………………………………… 25
4 ストレッチ ………………………………… 25
5 柔軟性 ……………………………………… 25
6 筋エネルギーテクニック（Muscle Energy Technique：MET）との関連性 ………… 26
7 STR実施中の不快感 ……………………… 26

3. STRを実施するための身体の使い方　27
1 STRを実施する際の手段 ………………… 27
2 STRを効果的に実施するためのヒント …… 28

第3章　下肢　30

1. 骨盤帯　30

2. 股関節　30
1 股関節伸展 ………………………………… 31
2 大殿筋 ……………………………………… 31
3 股関節外旋 ………………………………… 32
4 股関節内旋 ………………………………… 36
5 ハムストリングス ………………………… 37
6 股関節屈曲 ………………………………… 43
7 股関節内転 ………………………………… 47
8 股関節外転 ………………………………… 52
9 大腿筋膜張筋と腸脛靱帯 ………………… 52

3. 膝関節　56

1 膝関節屈曲 …………………………… 56
2 膝関節伸展 …………………………… 60
3 膝関節の問題 ………………………… 63
4 足関節底屈 …………………………… 66
5 アキレス腱 …………………………… 69
6 足関節背屈 …………………………… 71
7 足部内反 ……………………………… 72
8 足部外転 ……………………………… 73

4. 足関節　74

シンスプリント（脛骨過労性骨膜炎） ………… 75

5. 足部　77

1 足趾屈曲 ……………………………… 77
2 足趾伸展 ……………………………… 78
3 足趾外転 ……………………………… 79
4 足趾内転 ……………………………… 79
5 足底筋膜炎 …………………………… 79

第4章　頸部と体幹　81

1. 脊柱　81

1 体幹伸展 ……………………………… 82
2 体幹側屈 ……………………………… 83
3 体幹回旋 ……………………………… 83
4 体幹の筋膜 …………………………… 83
5 体幹屈曲 ……………………………… 89
6 腹圧 …………………………………… 91
7 呼気筋 ………………………………… 91
8 吸気筋 ………………………………… 91
9 横隔膜 ………………………………… 91

2. 頸部　92

1 頸部屈曲 ……………………………… 93
2 頸部側屈 ……………………………… 93
3 頸部伸展 ……………………………… 96
4 頸部回旋 ……………………………… 96
5 顎関節（TMJ） …………………… 100

第5章　上肢　102

1. 肩甲帯　102

1 肩甲帯の後退 ………………………… 102
2 肩甲帯の挙上 ………………………… 105
3 肩甲帯の下制 ………………………… 106
4 肩甲帯の前方突出 …………………… 106

2. 肩関節　110

1 肩関節屈曲 …………………………… 111
2 肩関節伸展 …………………………… 112
3 肩関節内転 …………………………… 112
4 肩関節外転 …………………………… 113
5 肩関節外旋 …………………………… 115
6 肩関節内旋 …………………………… 115
7 回旋筋腱板（Rotator Cuff Muscles） … 115
8 肩関節の問題 ………………………… 115

3. 肘関節　120

1 肘関節屈曲 …………………………… 120
2 肘関節伸展 …………………………… 120
3 前腕の回内 …………………………… 120
4 前腕の回外 …………………………… 120

4. 手関節　122

1 手関節伸展 …………………………… 123
2 手関節屈曲 …………………………… 123
3 手関節外転 …………………………… 124
4 手関節内転 …………………………… 124

5. 手指　125

1 手指屈曲 ……………………………… 125
2 手指伸展 ……………………………… 127
3 母指屈曲 ……………………………… 127
4 母指伸展 ……………………………… 127
5 母指外転 ……………………………… 127
6 母指内転 ……………………………… 127
7 母指対立 ……………………………… 127
8 IP関節の同時伸展を伴ったMP関節の屈曲
　……………………………………… 127
9 手指外転 ……………………………… 127
10 手指内転 …………………………… 127

11 手指対立 ……………………………… 127

第6章　スポーツ選手の試合前後の治療　129

1 試合でのマッサージ ……………………… 129
2 試合前のマッサージ ……………………… 129
3 ウォームアップ前のマッサージ ………… 130
4 ウォームアップ後またはウォームアップとしてのマッサージ ……………………… 130
5 試合前のマッサージと傷害 ……………… 131
6 試合後のマッサージ ……………………… 132
7 試合間のマッサージ ……………………… 133

第7章　若いスポーツ選手に対するSTR　134

子どもに対するSTRテクニックの有用性 …… 134

第8章　妊娠前後に対するSTR　137

妊娠中や出産後早期におけるSTRの利点 …… 137

第9章　高齢者に対するSTR　138

1 高齢のスポーツ選手 ……………………… 138
2 一般的な老化の問題に対するSTR ………… 138
3 変形性関節症に対するSTR ……………… 139

第10章　自己治療　140

付録1　解剖学的運動 …………………………………………………… 144
付録2　一般的にみられる不良姿勢 …………………………………… 145
参考文献 …………………………………………………………………… 147
索引 ………………………………………………………………………… 149

略語

CEO	common extensor origin	伸筋群の起始部
CFO	common flexor origin	屈筋群の起始部
CTM	connective tissue massage	結合組織マッサージ
GAG	glycosaminoglycan	グリコサミノグリカン
ITB	iliotibial band	腸脛靱帯
LSSM	London School of Sports Massage	スポーツ・マッサージロンドン校
MET	muscle energy technique	筋エネルギーテクニック
MTPJ	metatarsophalangeal joint	中足趾節関節
NMT	neuromuscular technique	神経筋テクニック
PIR	post-isometric relaxation	等尺性収縮後弛緩
PSIS	posterior superior iliac spine	上後腸骨棘
RI	reciprocal inhibition	相反抑制
RICE	rest, ice, compression, elevation	安静, 冷却, 圧迫, 挙上
ROM	range of movement	関節可動域
RSI	repetitive strain injury	反復性運動過多損傷
SCM	sternocleidomastoid	胸鎖乳突筋
SPD	symphysis pubis dysfunction	恥骨結合機能不全
STR	soft tissue release	軟部組織リリース
TFL	tensor fasciae latae	大腿筋膜張筋
TMJ	temporomandibular joint	顎関節
TTH	tension-type headache	緊張型頭痛

第1章
軟部組織リリース
(Soft Tissue Release：STR)
の序論

1. 軟部組織の機能不全

1 軟部組織

　骨や関節と同様に，筋骨格系は軟部組織から構成される．軟部組織には，骨格筋ならびに筋膜，腱，靱帯のような結合組織が含まれる．靱帯は線維性の結合組織で骨と骨をつなぎ合わせて，関節を構成して安定化させている．筋は動きや姿勢保持のために収縮・弛緩する組織である．筋は腱あるいは腱膜によって骨膜（骨を覆う組織）に付着している．腱あるいは腱膜は筋膜の延長であり，分厚い構造をしている．筋膜は身体すべての筋や器官を覆い包んでいる．筋膜は筋と筋が分かれるように覆っており，筋同士が滑らかに動くようにしている．筋膜の面は，神経，血管やリンパ管の走行経路となっている．そして，筋膜は筋の状態を保つために，重要な役割を担っている．仮に筋膜が裂けたり，過剰な力が加えられたりすると，柔軟性が低下して，慢性的な組織のうっ血が続いてしまう．

2 過用による損傷

　筋には常に微細な損傷が生じている．普段あまり行わない動作をする，動作や姿勢をコントロールするといったことにより生じた微細な筋の損傷であれば，十分な休息と栄養摂取で問題なく回復する．

　多くの人が生活のなかで反復した活動を行うため，通常，微細な筋損傷が問題なく回復するということはない．ライフスタイル，職業，スポーツ活動を問わず，反復して行う姿勢や動作は，患部に持続的なストレスを与えて微細な亀裂を生じさせる．そして，亀裂が生じた部位を保護するように，その周辺領域の筋緊張が高くなる．微細損傷は膠原線維によって修復される．この微細損傷ならびに二次的に生じる筋緊張の亢進や損傷の修復は，自覚なく過ぎていくこともある．しかしながら，週単位，月単位あるいは年単位で活動を継続すると，同一部位が常に損傷するため，二次的な筋緊張の亢進や線維性組織での治癒が続いてしまう．そして身体は筋緊張の亢進に適応し，姿

勢が変化してしまう．筋膜は筋の動きを代償するにつれて，短縮かつ肥厚化する可能性がある．

　脆弱性，バランス不良，機能低下は明らかになるが，潜在的な機能不全の危険信号は見落とされることが多く，継続的な過負荷によって故障が生じるまでわからないこともある．このような故障には，ハムストリングスの肉離れ，腱損傷，あるいは椎間板損傷のような軟部組織の重度な損傷が例として挙げられる．

　過用による損傷がどのように生じて持続するかについては，そもそも原因が多面的であり，はじめに引き金となった原因を特定することは容易ではない．過用による損傷を引き起こす可能性がある多くの因子は，以下の通りである．

● 日常生活での不良姿勢：パソコン画面の前では肩甲帯と頭部が前方突出するような不良姿勢になりがちであり，その部位の機能や動作を障害する可能性がある．

● サドルが低すぎるというような正しくセットされていない自転車でのサイクリングや，勾配のある道路での長距離ランニング．

● 身体のある部分に不必要なストレスをかける適切でないゴルフスイングなどのような誤った技術でのパフォーマンス．

● ランニングの走行距離を急に伸ばすというようなトレーニングやテクニックの急な変更．

● ウォーミングアップを行わず，組織の伸張性が不十分な場合．

● 身体の治癒力を障害する活動後の不十分な回復（例えば，休息の欠如や栄養不良）．

● 組織の柔軟性を超えて急に動作を開始すること．

● 筋出力バランス（一緒に働く筋同士の相対的な強さ）：筋出力バランスがとれていないと，関節全体に不均一な引っ張りが生じ，その関節可動域に影響する．

● 個人における特異的な生体力学的問題：例えば，過度な足部の回内・回外は，再教育を促すエクササイズだけでは矯正できず，装具処方を必要とす

る場合がある.

● 先天的な脊椎の側弯や過去の損傷で身体に不均等な緊張が生じている場合.

● 加齢：結合組織がより硬くなって損傷しやすくなり，治癒が遅延する.

　過用による損傷がどのように発症するかについての例は，次の通りである：丘陵地帯での走行距離の増加により，長距離ランナーの大腿四頭筋には微細損傷が生じた．ランニングでよく使った側の下肢は，大腿四頭筋の慢性的な緊張の緩和と腸脛靱帯（ITB）の癒着の回復に時間を要した．よく使った側の中殿筋は，大腿筋膜張筋（TFL）が過度に働くことで抑制され，さらに過緊張状態に陥った．当事者であるランナーはこの状態に気がつかず，トレーニングを続けていた．しかし，やがて鋭い痛みが膝の外側に広がるようになり，走ることができなくなった．腸脛靱帯は大腿骨の外側顆と擦れていた．このランナーは，膝の損傷は最近生じたものと考えていたが，実際のところ大腿四頭筋と殿筋には早期から問題が生じていた.

　この過用による損傷パターンを明らかにするには，骨盤と背中の位置や，股関節，骨盤および背筋の筋出力バランスをチェックするのが良い方法である．治療の観点から見ると，外側広筋へ癒着する可能性がある大腿筋膜張筋や腸脛靱帯は，必ず評価する必要がある．筋力強化の観点からも，中殿筋は大腿筋膜張筋の過緊張を防ぎバランスを回復させるため，注意が必要である．治療後には，以下のようなアドバイスをすることも大切である．まずスポーツ選手が適切に運動後のストレッチをしているかを確認する，どのような姿勢が筋へ影響を及ぼす可能性があるかを調べる，そして長距離走の反復による影響をなくすため，トレーニングのバラエティやバランスが十分であるかを確認する.

3 ┃ 結合組織と筋膜

　結合組織の構造を知ることは，STR のような軟部組織へのテクニックが，なぜ筋骨格系の状態を維持したり回復したりするのに強い効果をもつのかを理解するために重要である．靱帯，腱，筋膜，支帯，骨膜はすべて結合組織であり，大部分は同じ構造をしているが，それぞれの役割に応じてさまざまな割合で構成されている.

　筋膜は線維性結合組織におけるあらゆる異なる層を含み，身体全体を覆っている．筋膜には，頭部から足部までの身体全体を覆っている表層あるいは皮下層と，器官，内臓，筋を覆っている深層膜の 2 つが存在する．筋膜は骨格筋を覆っており，その延長でより線維性の構造をした腱は，関節を越えて

骨膜へ付着している．

　すべての結合組織は，水分やグリコサミノグリカン（GAG）で囲まれている頑丈で柔軟な細胞外マトリクスのコラーゲンによって構成されている．コラーゲンの長くて白い線維は，結合組織の主要な構成要素である．この強い線維の糸によって，組織の形態，強さ，弾力，構造的な統合が成り立っている（Juhan, 1998）．細胞外マトリクスには，組織修復を担う線維芽細胞や軟骨細胞のような細胞が存在している（Lederman, 2005）．特定の結合組織における機能は，細胞外マトリクスと基質（ground substance）の構造によって決まっている．腱や靱帯，筋膜のような線維性の結合組織は，その基質に水分はほとんど含まず，頑丈でひも状のコラーゲン線維やエラスチンを含んでいる（Juhan, 1987）．腱は強度と剛性のために平行に形成されたコラーゲン線維を有するが，靱帯は多方向の力に対処するために，より緩く，異なる方向に配置される（Lederman, 2005）．

　基質は，コラーゲン線維の滑りを潤滑にして（Williams, 1995），酸素，栄養素，老廃物の交換を行う培地の役割を担っている（Juhan, 1987）．すなわち，基質は細胞の状態に影響を与えている．

　基質のきめ細かさは，動きを制限するゼラチン状のゲル物質から，動きを促す柔軟なものへと変化する．この特性は，チキソトロピー（thixotropy）といって，粘度が変化する現象として知られている．動きや軟部組織マニピュレーション，温熱，バイブレーションは，基質の通水性を保持し，ガスや栄養素の交換，コラーゲンとエラスチン線維の円滑な滑りを促す．

　損傷，慢性ストレス，不動は，基質の脱水や硬化を引き起こし，癒着や瘢痕組織の形成を導く．線維芽細胞は損傷部位に遊走し，コラーゲンを産生する．組織が一定期間，継続的にストレスを受けると，コラーゲンは肥厚して筋膜を介して広がる．コラーゲンがランダムに敷き詰められると，伸張性が低下し，結果として結合組織の動きを制限することになる（Juhan, 1987）．

　骨格筋はすべて筋膜組織に支持されており，局所の損傷あるいはストレスによって，身体全体に代償性の偏位が生じる可能性がある．筋膜組織の硬直が広範囲に広がった状態では，軟部組織が緊張して機能不全に陥り，病態生理学的な状態が生じる．筋膜が破壊されると，骨は微細に偏位する可能性がある．この偏位は関節面に炎症を生じさせ，反射的な軟部組織の機能不全を引き起こす（Chaitow, 1996）．減少あるいは変化した運動パターンによって，神経組織や血管・リンパ管が圧迫される．筋膜組織の修復は，筋緊張のリリースのみならず，アライメント不良な姿勢のコントロールや，神経の過敏性の抑制，静脈とリンパの流れの改善のために重要である．

4 | 急性ならびに亜急性損傷

　大きな損傷は，外力による直接的な外傷や微細損傷の反復（過用）で生じる可能性がある．損傷の重症度はダメージを受けた筋線維の数によって判定される．筋線維の損傷は，単一の筋あるいは筋群で生じる可能性がある．筋を取り巻く筋膜の損傷は，より重度な肉離れとなる．いかなる損傷であっても，応急処置として RICE（安静：rest，冷却：ice，圧迫：compression，挙上：elevation）が推奨される．安静（rest）はさらなるダメージを防ぐために必須である．しかし，亜急性期で損傷部位にストレスがかからないようにコントロールされた動きは，構造的なストレスに沿ってコラーゲン線維を整列させる（Lederman, 2005）．冷却（ice）には鎮痛作用があり，出血や腫脹部位への血液やリンパ液の流れを抑えるような代謝活性の抑制効果もある．圧迫（compression）は血流を制限させない程度に腫脹を軽減させるように注意深く実施する必要がある．挙上（elevation）は重力に対する静脈血やリンパ液の流れを補助する効果や，腫脹を最小限にする効果がある．

5 | 靱帯損傷

　靱帯損傷は捻挫と呼ばれる．靱帯や関節包は結合組織の形態であり，一般的に軟部組織の治療には含まれないが，靱帯は STR で治療することができるため，本書では時折言及することにする．制御された運動と動作は靱帯の回復に効果的である．靱帯は筋や腱と比べて比較的血液供給が乏しいため，しばしば治癒は遅延する．適切な STR を実施することによって，コラーゲンの代謝回転が増加し，損傷周囲の筋，腱および筋膜が良好な状態となるので，靱帯の修復は増強される．

6 | 腱損傷

　腱障害は，疼痛，腫脹，硬化（stiffness）および弱化を示し，しばしば過用による損傷として分類されるので，治療と並行して原因を特定する必要がある．腱は構造的に強く，筋から骨へ収縮力を伝達する役割を担う．しかし，この役割のために弾力性は欠けている．腱は損傷すると弱化しやすく，運動制限を適切に解除した後に強化プログラムを大幅に進める．いかなる腱損傷でも，損傷した腱に付着する筋や，隣接あるいは関連する軟部組織をリリースする必要がある．腱は付着している筋と比較して，平均してわずか5％のストレッチ能力しかもっていないため，STR のストレッチを実施する場合には，これを考慮する必要がある．硬結している領域は，一般的には筋腱接合部に広く行き渡っている．特に炎症がある場合には，腱そのものに対する治療を制限するべきである．しかし，ロック（訳注：圧迫して保持する）は短い時間で，直接的な刺激なしに炎症部位に非常に接近して施術できるので，STR は有用なツールである．炎症部位にはアイシングを推奨する．多くの場合，腱への損傷は一般的に「腱障害（tendinopathy）」と呼ばれるが，一

般に以下の腱の状態が定義される.

腱炎（ter.dinitis）：腱自体の炎症および瘢痕.

腱鞘炎（tenovaginitis）：腱周囲の腱鞘の炎症および肥厚.

腱滑膜炎（tenosynovitis）：滑膜鞘と腱の間における炎症.

腱周囲炎（peritendinitis）：パラテノンの炎症および肥厚（パラテノンは,滑膜鞘をもたない腱の周囲における膜組織.例えば,アキレス腱に存在する）.

2. マッサージと STR

1 マッサージテクニック

STR には独自の特質があるだけでなく，伝統的なマッサージにおけるすべての生理学的な利点がある.マッサージは,静脈およびリンパ液のドレナージ（排出）を増加させることができる．マッサージ中およびマッサージ後の間質圧の増加は，新鮮な血液が疲労または外傷を受けた領域に入ることができるように，液体の吸収を容易にする．癒着因子の集結，瘢痕組織の分解,リンパ吸収などが生じる．マッサージストロークは，筋線維を長軸方向に伸ばし，コラーゲンの柔軟性を向上させることができる．反射的な保持パターンを解除するために,神経兵を活動させる高度な軟部組織テクニックがある．正しく実施されると，神経筋テクニック（neuromuscular technique：NMT）は，緊張領域や瘢痕組織を取り除くことができる．STR はこの神経筋の要素を含むことがあり，その STR 治療は時折痛みを伴う.

結合組織を特異的に標的とする方法も非常に有効である．STR は結合組織マッサージ（connective tissue massage：CTM）の有効性を組み込むことができる（24 頁を参照）.

2 STR と研究

すべての組織は伝導性を有する．筋膜障害が起こると，電位の低下が生じる．先行研究は，高密度コラーゲンが組織を通る電流を減少させたり妨げたりして，局所の筋膜細胞における活性を低下させることを示唆している．筋膜のチキソトロピーは，筋膜が短縮あるいは肥厚した場合や，乾燥した場合に，基質が運動を促すような水分の多い溶液から，運動を制限するような柔軟性の低いゲルになる.

圧力は溶解および補水の作用をもたらし，結合組織をより柔らかくし，粘

着性および密度をより低下させる．圧力を除去すると再びゲル化を引き起こすが，組織は導電性と水分の両方が改善される（Oschman，1997）．これは，電気的活動を向上させ，神経筋の関係を改善する．

動作は正常な組織への修復や維持に不可欠で，コラーゲンの沈着を改善し，血管再生を促進する．動作はまた，グリコサミノグリカンと水の間の基質のバランスを改善することによって結合組織を潤滑し，水和させる．これは癒着形成の可能性を低下させる（Lederman，2005）．

組織培養による先行研究では，ストレスと運動の両方が治癒に重要であることを強調している．Lederman（2005）はまた，「自動的なテクニックは，筋線維の再生，筋と結合組織の要素の正常な割合，神経筋接続の発達を刺激する」と報告している．したがって，圧力と運動の組み合わせを用いた治療は，筋膜組織の質に対して有意な正の効果を有するはずである．筋以外の結合組織（passive tissues）は，働きかけることで比較的柔らかくなり，圧力はその柔らかさによって拡散する．深部の結合組織の制限により，チキソトロピー変化を引き起こすのに十分な力学的エネルギーを得ることができない可能性がある（Juhan，1987）．筋収縮とともに圧力と運動が加えられると，組織密度は著しく増加する．これは，筋膜組織を通して圧力の伝達を増加させ，治療の有効性を高める（Lowe，1999）．

筋膜組織への特別な拡張圧力と求心性収縮を組み合わせると，結合組織の大きな可動性が得られる（Lowe，1999）．長軸方向へストレスがかかると，筋膜組織のパターンにも正の影響を及ぼす可能性があり（Cantu and Grodin，1992），遠心性収縮の間に長軸方向へのストロークを実施すると，結合組織が効果的にストレッチされる．

組織への圧力と外部の動きが組み合わされると，治療がより迅速になり，セラピストによって適用される圧力が減少しているように見えるだろう．

STR は組織の制限を緩和し，組織の状態を強化するうえで即応性がある．これは神経学的関与を示唆している．組織の緊張の急な減少は，構造的特性だけでは説明できず，自律神経系もかかわっている（Schleip，2012）．

STR のテクニックに特化している現在唯一利用可能な研究は，脳卒中片麻痺患者に関する予備的なシングルケーススタディである．Barnard（2000）は，肘関節屈曲と前腕回外を制御する筋への STR が，肘関節の可動域を増加させ，肘関節屈筋の痙縮を軽減することを見出した：10 分間の受動的なSTR を 5 日間連続して行い，介入後 8 週間で 41％の肘関節の可動域の改善が観察された．

STR が有効であることを証明する経験的証拠が不足しているため，このテクニックは大いに研究の余地がある．触診スキルも同様に測定が難しいため，臨床経験や事例の証拠に比べて研究が遅れている．

3 損傷の予防

通常のストレッチとマッサージは，軟部組織の究極の状態を維持し，損傷の可能性を減らすのに役立つ．軟部組織の機能不全領域が確認された場合，より重大な傷害が発生する前に，軟部組織の機能不全領域を消失させることができる．強力な個々の筋は，短縮して動きが悪い筋よりもストレスに耐える．例えば，成果を上げるために激しいトレーニングが必要な競技スポーツでは，筋が絶え間なく短縮したり，細かく裂けたり，疲労する．マッサージは，短縮した組織を引き伸ばして栄養を行き渡らせるもので，癒着を分離して修復を促し，トレーニングへの適応を促進する．治療はトレーニングの強度と量によって変わるが，多くの場合，潜在的な問題領域は機能障害またはパフォーマンス低下の前に検出できる．

4 アイシングと激しいトレーニング

微細損傷はトレーニングには必須である．損傷した組織を修復することを繰り返すことで，トレーニングの強度に応じて，組織は強くなっていく．スポーツ選手の多くは，激しいトレーニングの後にはアイシングを行う．これは組織の修復過程を促すためであり，結果として他の方法よりも治癒と回復を早めることができる．アイシングは，トレーニングの直後に実施する必要がある．マッサージ治療はその後に実施されるべきであり，治療の時間や強度はトレーニングの強度や回復の程度に応じて異なる．

5 過用による損傷

過用による損傷を処置するとき，マッサージもその処置の内容に含まれる．STR では，広い領域をかなり迅速に評価することができるため，特定の部位に集中する前に，過緊張　筋の短縮，癒着，瘢痕の重大な問題を検出し，対処することができる．STR の正しい使用法は，癒着を分離し再整列させ，コラーゲン組織を分解し，慢性的に短縮した線維を伸張することである．STR を用いて，筋への圧力を軽減させるために筋膜組織を特異的にターゲットにすることも可能である　これにより筋に栄養が補給されて柔軟になり，抵抗なく収縮・弛緩できるようになる．したがって，長距離走などのスポーツ活動によって生じるか，日々反復的に使う持続的な姿勢のように筋にストレスをかけることによって生じるかどうかにかかわらず，治療は再調整と完全な機能への回復を容易にする．慢性炎症がある場合には，アイシングを治療と並行して実施することもできる．

6 | 外傷性損傷

　十分な可動性と強度が回復するように，軽度の損傷や肉離れであっても，適切な治療が不可欠である．マッサージテクニックを RICE と併用することは，治癒過程を助けるだろう．炎症期に損傷部位から離れた部位をマッサージすることは，良好な循環を維持し，それにより腫脹を抑制する効果がある．例えば，足関節内反捻挫では，ふくらはぎの筋を治療することができる．治癒の亜急性期および修復期に STR を注意深く実施することは，コラーゲンが整然とした様式で整列するよう促すために有効である．足関節の場合，STR は，腓骨筋とその腱および外側の靱帯複合体に対して治療することであり，足関節を横切るすべての腱を治療することによってバランスを維持することもできる．STR は機能的な治療法であり，積極的休息からなるリハビリテーションにおいて理想的なテクニックである．回復するにつれて，代償の問題が発生する可能性がある．足関節の捻挫において，足部の足底筋は，微妙に変化した生体力学によって硬く短縮して（tighten），反対側の下肢が過緊張することがある．これらの問題は，マッサージ，効率的なチェック，STR で最小限に抑えることができる．

7 | 不動

　四肢の骨折に対しては，ギプスや装具で固定する．固定による不動（im-mobilisation）が解除されるときに STR を用いると，瘢痕や浮腫を軽減して軟部組織に弾力のある柔軟性を取り戻すことができる．これにより強度，固有受容感覚および協調性の改善が促進される．術後状況についても同様であり，手術による切開とその後の安静期間が軟部組織の状態に深刻な影響を及ぼす．いかなる切開も瘢痕を引き起こし，長期間の休息は強度と機能の低下をもたらす．これらの状況は，しばしば筋組織を短縮させる可能性がある．STR はリハビリテーションに使用する理想的な技法である．

8 | 他の療法と併用した STR

　大部分の損傷には軟部組織のダメージが含まれており，局所的な痛みや機能障害を引き起こす可能性がある．そのため適切なマッサージを注意深く行うことは，他の治療法が必要な場合でも治癒に寄与する．例えば，構造的なアライメント不良または制限がある場合には，関節に動きを戻すためにモビライゼーションまたは調整が必要なことがある．また，有害な神経系の緊張が生じている場合には，緊張を緩めるために組織との境界面で神経を滑らせることが必要となる．どちらの状況においても，その損傷の正確な診断および管理のために，これらの技能を訓練した治療者（practitioner）が必要とされる．しかし，STR を熟練して行うことは，これらの治療法の両方を助ける．軟部組織が制御され，分離した方法で自由に動く場合には，関節マニピュレーションまたは神経モビライゼーションを促通して，他の治療の効果

を維持するのに役立つ．多くのプラクティスやクリニックには，損傷管理のための総合的なアプローチがあり，STRは治癒やリハビリテーションのプロセスにとって非常に役立つ．

軟部組織の専門知識は常に進化しており，STRを使用する場合には，軟部組織の専門家やエクササイズの治療者が，新たな情報を知っているとより効果的である．例えば，アナトミートレイン（Myers，1997a，1997b）の理解は，過用による損傷におけるホールディングパターンのリリースに寄与する可能性がある．筋膜網におけるロバート・シュライプのハイ・レバレッジ・ポイント（Robert Schleip's high leverage points）についての知識も有益である．例えば，大転子周囲の組織に対処することは，骨盤全体に影響を与える．

9 ┃ 重要な考慮事項

STRを含むマッサージは，禁忌を理解している限り，安全な治療法である．マッサージは，有害あるいは危険となる場合があるので，まずは禁忌を理解することが不可欠である．マッサージは，予防的ケアにおいて驚くべき結果をもたらすことができ，軽度の軟部組織損傷または過用による損傷の治療に非常に有効である．しかしながら，マッサージだけで複雑な損傷を治療する前に，有資格の治療者に連絡をとったり，診断を求めたりする必要がある．マッサージセラピストは自分の強みと限界を認識する必要がある．マッサージに先立って，医療従事者の診断は，統合されたアプローチを可能にする．このことにより，治療者はSTR治療が患者のニーズに合うことを確証できる．

すべてのマッサージと同様に，STRで過度の治療をしないようにすることが重要である．特にうっ血した組織に実施する場合，リリース時に不快感が生じることがある．同じ領域または機能不全の場所に何度も繰り返し行うのではなく，体系的かつ総合的に治療する．これにより，マッサージ自体による組織の損傷を最小限に抑える．

3. 軟部組織の評価

1 ┃ テクスチャ（Texture：組織の手触り感）

経験上，マッサージセラピストは，触診でどのように感じるかによって，さまざまな種類の軟部組織を区別することができる．リラックスして良好な状態であれば，筋は柔らかく柔軟に感じるはずである．腱は筋膜の線維性の延長であり，しっかりとした感じがする．腸脛靱帯や胸腰筋膜のような筋膜の特殊な肥厚がある場合には，組織は硬く，弾力が失われているように感じる．

それらの状態を評価するためには，関連する組織の全体的な評価が必要である．深層の筋の多くは直接触診できない．表層の筋をリリースして，しなやかにリラックスさせることで，セラピストは深層の筋に対して働きかけて影響を及ぼすことができる．場合によっては，筋の境界線にのみ到達することがある．例えば，腰方形筋の場合には，椎骨に向かって圧力を横方向へ加える．ストレッチは，筋膜および表層筋のリリースを促し，それによって筋全体に栄養を補給する．

年齢，性別，健康状態，スポーツやアクティビティの種類，運動不足，アクティビティや競技のレベル，職業，受傷歴によって，一般的な変化が生じる．しかしながら，不十分なテクスチャは，以下のように識別され，分類される．

（1）筋の過緊張と筋が硬く短縮した状態（Hypertonicity and Muscle Tightness）

筋が硬く短縮した状態（tightness）は，筋緊張の増加と安静時における筋長の短縮の両方を表している．筋が過緊張である場合，筋は非常に強く緊張を有して硬直した感じがするが，安静時の筋長は短縮もしくは伸張している可能性がある．

過緊張の筋に対しては，筋長を伸張する必要がある．STR は組織の制限を見つけやすくする．重度に短縮している場合は，STR でロックする前やストレッチする前に，筋を短縮させることを推奨する．

触診では，線維は抵抗感があり，硬直していて柔軟性がない．

（2）瘢痕組織（Scar Tissue）

炎症および修復により，膠原性の瘢痕が形成される．瘢痕組織は，損傷した組織を修復するために線維芽細胞によって分泌された新しいコラーゲンである．十分な回復，可動性および強化により，この瘢痕組織は再吸収され，再生組織に置換される．最初の出血の重症度，または認識やリハビリテーションの不足のために，瘢痕組織はしばしば残存する．小さな瘢痕でさえ，機能を損なう可能性がある．当初，瘢痕組織は損傷した部位を結合し，保護したり支持したりするが，最終的には，それが置換した組織の可動性，伸張性および強度を損なうことになる．これを念頭において，1 回の治療であまりにも多くの瘢痕組織を分解しない方が良い．

触診では，瘢痕組織はざらざらしたひも状あるいは木質のようである．または重度の場合には，硬くてしっかりした感じがする．

（3）癒着（Adhesion）

　癒着は，瘢痕組織と同様に形成された線維性のものであり，互いに分離して動くべき組織間の動きを阻害する．炎症およびその後の治癒後，瘢痕組織が形成されるにつれて代謝活性が高まる．このプロセスの間，フィブリンは創傷を「接着する」ために沈着するが，循環の減少や代謝性廃棄物の増加などといった局所的変化により，早期の肉芽組織が形成される可能性がある．しばしば，線維性の堆積物は再吸収されない．これは通常，長軸方向の癒着を生じさせる．本書では，隣接する筋の「分離（separation）」がしばしば言及されており，それは，筋間または単独の筋腹で起こりうる癒着の分離を指している．

　癒着は木質でひも状のようであり，横に触診するとはねる感じがすることがある．筋外膜が癒着していると，筋の境界を隣接する筋の境界と区別することは困難である．

（4）浮腫と腫脹（Oedema and Swelling）

　浮腫および腫脹は，損傷後の炎症反応において，過剰な組織液によって引き起こされる．慢性的な腫脹は，硬さや瘢痕が毛細血管およびリンパ管を圧迫して，その領域の循環を減少させることで生じる．浮腫がより深刻な病状を示していないことを確認すべきである．

　この領域にスポンジ状に感じられ，くぼみが生じることがある．

（5）表層筋膜と筋膜の一般的な硬さ（General Rigidity of Superficial Fascia and Myofascia）

　広範囲の身体表面が硬く感じられ，持ち上げたり，動かしたりすることが困難である場合，表層筋膜および筋膜で硬さを確認することができる．コンパートメント症候群は，筋膜が非常に硬くて厚くなるところで起こる．この場合，筋が弛緩しても，筋内圧は上昇しており，痛みが生じる．

2 ▍炎症

　炎症は，組織の損傷に対する最初の反応であり，発赤，熱，腫脹，疼痛および機能低下のうち，1つ以上の徴候・症状を示す．炎症部位に直接介入するのは，一般的に避けるべきである．なぜなら，組織損傷をより多く引き起こすことによって治癒が遅くなるからである．炎症部位の周辺に介入することで栄養を送ることができ，周囲の組織を自由に保つことによって，その領域の治癒および硬結の除去を促す．大きな外傷があると，STRの動きが急性の損傷に影響するため，最初は実施が難しいかもしれない．過用による損傷において慢性炎症が生じている場合は，治療が効果的である．7秒間のテストは，治療の判断に便利である．

7秒間のテスト（Seven-second Test）

慢性炎症の可能性がある外側上顆炎などを治療する場合，直接的な圧迫がどの程度適切であるかを評価することは，時には難しい．例えば，複数の筋が結合している手関節伸筋群の起始部（common extensor origin：CEO）のように，組織制限のパターン全体を治療することが不可欠であるが，局所的な炎症部位の治療が必要な場合もある．ある領域が敏感であるとわかっている場合には，より多くの外傷を引き起こす刺激を避けるために，7秒間の圧迫を維持する．痛みが緩和されたり，同じ程度にとどまったりするならば，その領域を治療できると判断できる．痛みが悪化する場合には，炎症が強すぎる可能性があるので，その領域には直接的な治療を行うべきではない．組織に過度な刺激が加わったか疑わしい場合には，アイシングをすることでSTR治療の良い効果を確実にすることができる．

3 ▎筋出力のバランス

STRは筋出力バランスを回復させるうえで重要な役割を果たすことができる．一般に，過緊張組織をリリースすると，弱化した筋の強化が促進される．筋の緊張や抑制，弱化の感受性に応じて，筋がどのように分類されるかを理解することで，治療プログラムは強化される．

筋骨格系における役割に応じて，筋をさまざまなカテゴリーに分類することができる．一部の筋は主に安定性と姿勢に関与するが，その他の筋は動的な運動により直接的に関与する．分類はバランスを回復しようとする治療者にとって非常に有用であるが，必ずしも明確ではないと知っておくことが重要である．筋の分類分けはまだ研究が続いている領域であり，いくつかの異なる分類モデルが存在する．ある研究では，筋をローカルスタビライザーとグローバルスタビライザー，グローバルモビライザーに分類している（Bergmark，1989；Commerford and Mottram，2001）.

スタビライザーは深層にあり，持続的に姿勢を保つのに役立つ．スタビライザーは，姿勢を保持したり，動作をコントロールしたりするために，他のスタビライザーとともに収縮する．そして，一般的に遅筋線維が豊富で，有酸素能に優れており，疲労しにくい．

ローカルスタビライザーは，有意な関節運動を生じさせることはできない．それらは，動作のセグメント制御のために関節の剛性を高めるように等尺性に収縮する．例としては，腹横筋，多裂筋，棘間筋，内側広筋，僧帽筋下部線維および深層の頸部屈筋がある．

グローバルスタビライザーは，関節運動を安定させ，いくつかの運動を生じさせるように機能する．それらは，通常，遠心性収縮によって運動をコン

トロールし，等尺性収縮によって姿勢を維持している．さらに，求心性収縮によって運動に貢献することもできる．例としては，前鋸筋，中殿筋の後方2/3，大殿筋，棘筋，頸長筋，腹斜筋がある．

モビライザーは，より表層に位置している傾向があり，速くて大きい関節運動を生じさせる．モビライザーは，有酸素運動と無酸素運動の両方で行うことができ，速筋の割合が高い．例としては，肩甲挙筋，斜角筋，広背筋，腸肋筋，腹直筋，大腿筋膜張筋，ハムストリングスが挙げられる．

機能不全により，ローカルスタビライザーは阻害され，活性化が遅延する可能性がある．グローバルスタビライザーは，筋の伸張および弱化として阻害が現れやすい．その後，スタビライザーは，他の筋が働くための安定した基盤を提供できなくなる．

一方，モビライザーは安定化の役割を障害され，ストレスが蓄積して過活動状態となり，硬く短縮する傾向にある．一方向に作用する硬く短縮した主要モビライザーは，抑制されたスタビライザーとともに，姿勢を維持できずに，あるいは動きをコントロールできずにアンバランスが生じる．

バランスのとれた筋と抑制された筋・硬く短縮した筋との比較例
a) バランスのとれた筋
b) 短縮し抑制された筋

1. 関節
2. バランスのとれた筋
3. 抑制された筋
4. 硬く短縮した筋

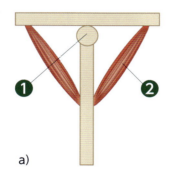
a)

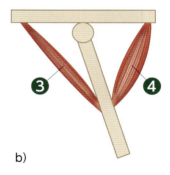
b)

この状態は関節のアライメントと動きに悪影響を与える．姿勢のアライメント不良や変化した動きのパターンが続いた場合，過用による損傷を引き起こす可能性がある．

中間位での関節肢位と姿勢での動作は，筋骨格系への負担を最小限にして，滑らかで効率的な機能を促進する．これを達成するために，スタビライザーは迅速かつ効果的に，十分に活性化されなければならない．モビライザーは柔軟でリラックスして，筋の作用を発揮するのに適した長さが必要になる．

STRのような軟部組織テクニックは，硬く短縮した筋を迅速かつ効果的にリリースすることができる．硬く短縮した筋を弛緩させて伸張することに

よって，抑制された筋を動かしやすくする．

　臨床経験上，スポーツ選手が頻繁に内側広筋斜頭を強化することで生じる膝蓋骨のトラッキング不良という状態がある．これは治療効果がなかなか出ないこともある．しかしながら，外側広筋の緊張をリリースすると，すぐに解決される．その他，筋のバランス不良の一般例としては，僧帽筋の下部線維および上部線維に生じる．硬く短縮した上部線維と弱化した下部線維は，頸部，肩および肩甲帯の機能不全を引き起こす可能性がある．僧帽筋上部線維を STR でリリースした後，下部線維の運動を行うことにより，今まで治らなかった多くの人に非常に良好な結果がみられた．

　同様に，徒手療法だけでは組織の変化を維持するには不十分な可能性がある．特定の再教育的なエクササイズは，徒手療法の効果を治療中およびその後も維持するために不可欠な役割を果たす．正確に処方され，モニタリングされた再教育的なエクササイズは，運動制御を改善する．さらに抑制された筋を強化して再活性化し，硬く短縮した筋を伸張する効果もある．最初はエクササイズは，微細で特異的であるかもしれないが，通常は完全に機能するよう適切に進行する．ヨガ，ピラティス，フェルデンクライス，アレクサンダーテクニックなどのエクササイズは，筋骨格系のバランスを整えるための優れた手法であり，強化，伸張，コアスタビリティおよび運動制御に重点をおいている．

　このような再教育方法と併せて，STR は筋バランス，姿勢アライメント不良，効率的な運動パターンの回復を促すことができる．

ヨガ：ハトのポーズ

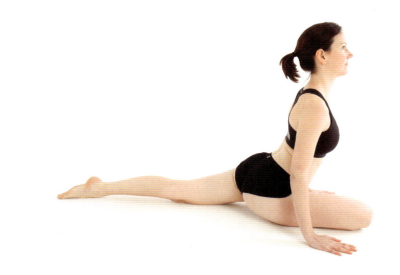

ヨガ：ハトのポーズ
（バリエーション）

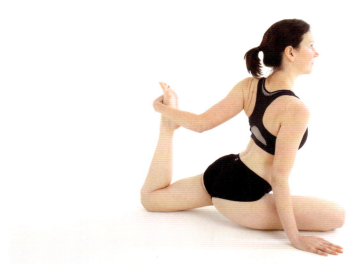

ヨガ：ハトのポーズ
（バリエーション）

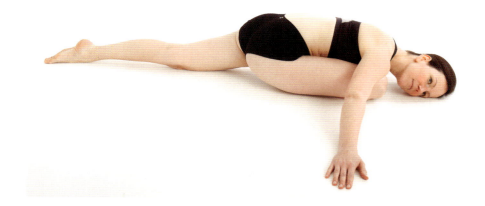

プランク

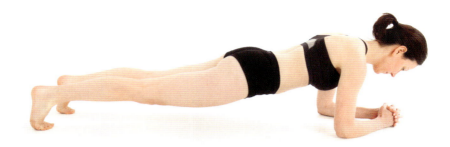

サイドプランク

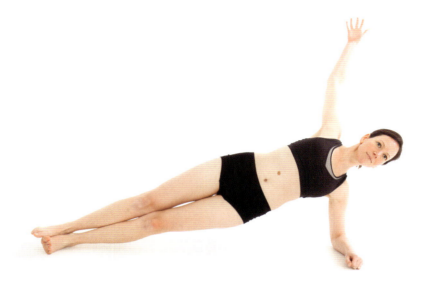

応用的なサイドプランク

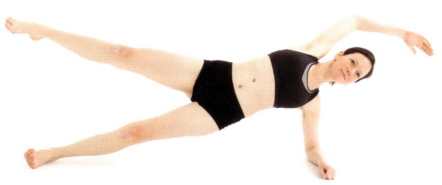

第2章
STR—テクニック

　軟部組織リリース（soft tissue release：STR）は，治療対象組織に圧迫を加えて保持する，つまり「ロックする」と同時に線維を伸張することによって実施する，非常にシンプルなテクニックである．

1. STRの実施

1 テクニック—「ロックしながら伸張する！」

　まず治療領域の線維配列を把握する．そして適切な圧迫をかけてこれらの線維をロックする．圧迫を維持したまま，セラピストが行う他動的な，または患者自身が行う自動的な四肢の運動によって，治療領域へストレッチを行う．これによって，組織が癒着している部位において，強力なリリース効果が得られる．ロックして圧迫をかけた治療対象部位の剥離や運動が起こることに連動して，治療対象領域の線維では運動性の向上や局所的な伸張が生じる．

　一般的な治療を行う際，まずはオイルやローションを使ってマッサージして治療領域を温める．あるいは，広い範囲でロックして行う軽めの他動的STRで対象筋をウォームアップさせるのも良いだろう．具体的にSTRを進めていくと容易に癒着組織を発見できるため，維持を目的としたマッサージのなかでもSTRを実施することが望ましい．もし問題のある領域が見つかった場合は，筋膜を伸張させるために筋と筋の境目へのSTRや，筋そのものへのSTRを実施することが必要となる．しかしながら，治療対象となっている筋全体へSTRを実施することは必須ではない．なぜなら，ある特定領域をリリースすることで，隣接している線維および筋膜の柔軟性や伸張性が増すためである．ストレッチを行う際には，慎重に確実なロックを行い，維持することが重要である．骨に近い組織に対してSTRを実施する場合には，組織の挫滅や挫傷を防ぐために，通常はロックを骨の表面から離して角度をつけて行う必要がある．また，傷害の程度が疑わしい場合は，「7秒間のテスト」（13頁を参照）を行う．

2 単独でストレッチだけを行うよりもSTRを実施する利点

　線維性結合で短縮した領域あるいは癒着した領域が，強力で柔軟な筋のなかに存在する場合には，従来のストレッチでは，ただ単に治療対象領域全体

をストレッチすることはできても，その問題領域自体を効果的にリリースすることはできない．つまり，ストレッチだけでは，治療領域に含まれる特定の筋線維の癒着や線維性結合を引きはがすには不十分である．筋は良好な状態でなくても，柔軟性を有する場合もある．STRを用いると，特定領域をターゲットとしてロックすることができ，ロックした領域に隣接する組織に対して特異的なストレッチ効果をもたらすため，制限因子に焦点を絞ったストレッチが可能である．

3 ┃ 単独で従来のマッサージを行うよりもSTRを実施する利点

多くのマッサージテクニックでは，セラピストは治療を要する組織に対して，軽擦法や揉捏法などにより皮膚表面上から物理的な刺激を加えるものの，組織自体の伸張を促すような積極的な働きかけには至らない．一方，STRでは，組織内の特定領域を捕捉し，まさにその領域自体の動きやストレッチを促すことができる．このようにSTRにより限局的な介入が可能であることは組織の評価をより容易にする．特に，筋線維の走行がそれぞれ異なる複数の筋が存在する部位では，問題が考えられる領域をより迅速に特定できる．STRを実施することにより，効率的な機能を発揮できるように筋線維は再配列・伸張される．多くの筋や癒着，瘢痕などが関与する複雑な軟部組織の機能不全は，圧迫とストレッチを駆使したSTRの特異的な作用によって改善させることができる．

2. 考慮すべき因子

1 STRの分類

　STRは基本的に，他動的STR，自動的STR，体重負荷STRの3つに分類される．これら3つのSTRはすべて運動を含んでいるが，自動的STRと体重負荷STRで運動を行うのは患者自身である．一方，他動的STRではセラピストが運動を行う．他動的STRでは良好なリリースが得られ，大きなリラックス効果がもたらされる．

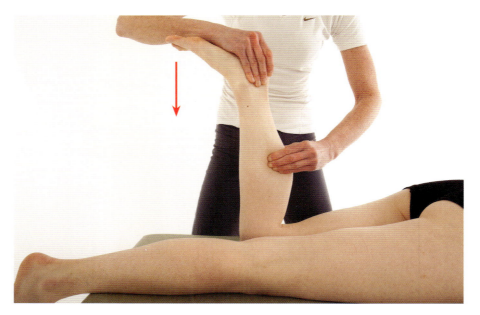
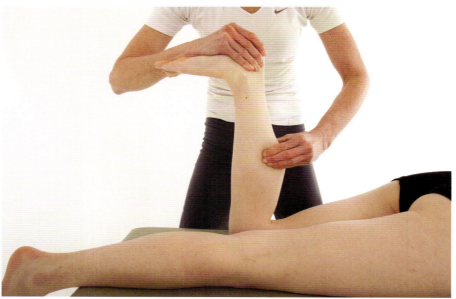

ヒラメ筋に対する他動的STR．セラピストがヒラメ筋をロックし圧迫を維持した状態で，セラピストが他動的に足関節を背屈させる

自動的STRは，より強力なリリース効果があるため，まず対象領域へ他動的STRや他のマッサージを実施し，ウォームアップさせてから行う必要がある．自動的STRは他動的STRに比べてセラピストへの負担が小さいため，対象領域への圧迫に集中してSTRを実施できる．また，運動時に対象領域の痛みを伴うような場合には，患者自身で運動を調節できるため，自動的STRの方がより好まれる傾向にある．

ヒラメ筋に対する自動的STR．セラピストがヒラメ筋をロックし圧迫を維持した状態で，患者が自動的に足関節を背屈する

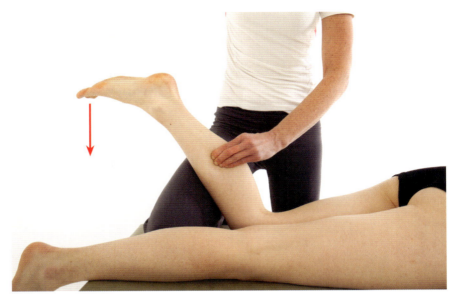

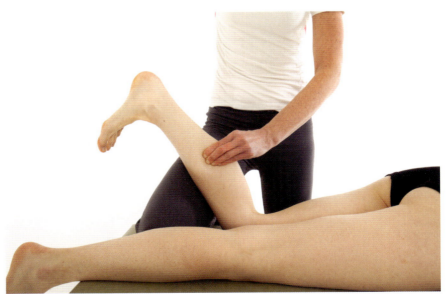

自動的STRを実施している間に抵抗をかけると，場合によってはリリース効果をより増強できるだろう．患者が対象領域をストレッチしようとする際に，セラピストがその運動に抗する抵抗を加えると，対象領域の拮抗筋では等尺性収縮が起こり，対象領域の筋の弛緩が増強される．これは，「相反抑制」（RI）の原理が用いられている．

あるいは，対象領域の筋収縮に対して抵抗を加え，対象領域の筋に等尺性収縮を起こさせる．等尺性収縮後には対象領域の筋緊張の緩和が促されるため，対象領域をより深くロックしてSTRを実施することができる．これは，「等尺性収縮後弛緩」(PIR)の原理が用いられている．

等尺性収縮後弛緩を用いたヒラメ筋に対する抵抗負荷STR

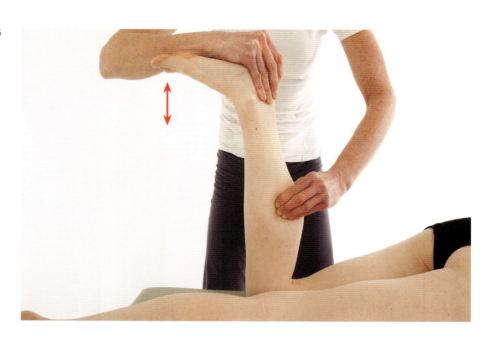

体重負荷STRは，対象領域を完全な機能に回復させるのに非常に効果的である．体重負荷された筋は緊張しており，荷重運動を制御するためにある程度の遠心性収縮が起こっている．この筋の緊張した状態へのマニピュレーションは非常に高度なテクニックが必要であるため，いかなる治療プログラムにおいても最終段階で実施される必要がある．

ヒラメ筋に対する体重負荷STR

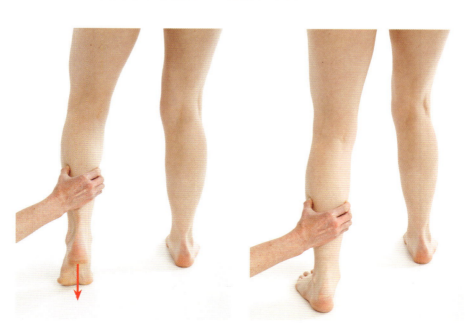

2 ┃ 圧迫いわゆる「ロック」の実施

　効果的な治療結果を得るには，圧迫の方向と角度を含むロックの適用方法が重要である．ロックは治療対象の線維を伸張したり，横断方向へ動かしたりするために用いられる．また，筋間，腱，ある筋内の筋腹を分離するためにも有用である．圧迫されている部位では摩擦が生じ，他動的・自動的に関節運動を行う．摩擦が生じることで筋線維に結合する線維組織がほぐれ，摩擦力は関節運動によって筋線維を再配列するために適切な方向へかかることとなる．

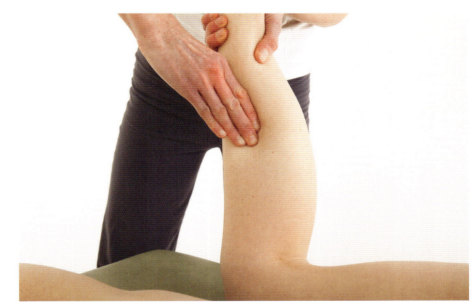

腓腹筋とヒラメ筋を分離するためには手指を用いる

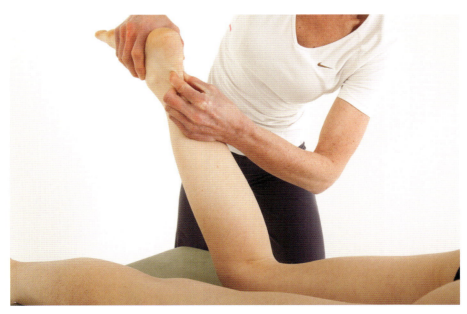

アキレス腱はどちらか一方の手でやさしくつかむようにする

腓腹筋の内外側の筋腹を分離するためには，一方の母指を他方の母指で補強して行う

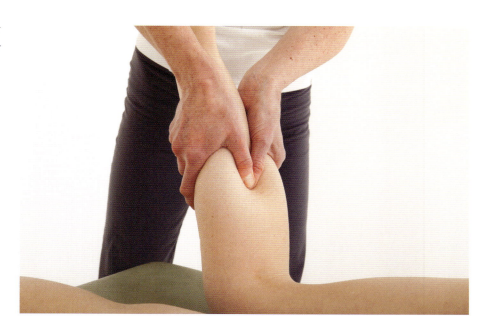

筋膜には特に注意を払う

結合組織マッサージ（connective tissue massage：CTM）ロックは，筋線維を動かす前にその筋膜に負荷を与えることで，結合組織に対して特異的に作用するものである．筋膜をゆっくりと動かす前に，深部に至る圧迫が必要となる．抵抗感があるときに，ロックをさらに2〜3センチ移動させる必要がある．いったん深く圧迫できれば，筋線維の動きが生じている間，圧迫を維持しておく．

CTMロック；
a) 表層筋膜（皮下層）
b) 筋の筋膜層に対する筋膜モビライゼーション

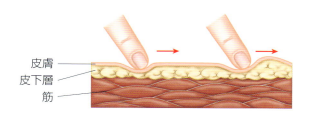

3 圧迫の維持

　ストレッチの際は，どのようにロックしようとも，圧迫を維持する．そして患者の四肢運動により引き起こされた関節運動によって，治療対象領域がリリースされる．運動により周囲の線維が動いている間でもロックを維持する．これはロックの状態が変化する要因になるかもしれないが，それでもやはりロックを動かして運動を生み出すのではなく，患者により運動を機能的に行わせるようにする．

4 ストレッチ

　特定の治療部位をリリースするには，伸張負荷を最大にかけることが最善の方法であるわけではなく，伸張刺激を限局的にかける必要がある．STRの根底にある基本原理は，血流が滞り，うっ血した筋線維に対して正確に照準をあわせて治療できることである．症例によっては，最小範囲の関節運動のみで伸張刺激をかけるだけで良いかもしれない．あるいは，効果的なロックを行うために筋をリラックスさせる目的で，いったん筋を短縮位にした後にロックをかけることが必要な場合もある．

　特に筋が複数の作用を有する場合，ストレッチする方法は多岐に及ぶ．場合によっては，セラピストはいくつかの運動を組み合わせることもあるだろう．例えば，上腕二頭筋を治療する場合には，圧迫しながら，肘関節伸展・前腕回内させることもあるかもしれない．また，より強度の高いストレッチをかけようとする場合には，セラピストは患者に1つの運動を指導し，それに続いてさらにストレッチをかける必要がある．例えば，ハムストリングスの場合には，圧迫を加えながら股関節を屈曲させるようにし，それから膝関節を伸展させることでハムストリングスをさらにストレッチさせるのも良いだろう．

5 柔軟性

　STRは，どんな理由であれ柔軟性を必要とする患者にとって，非常に有用なテクニックである．それは，過用や筋出力の不均衡のために筋や腱の線維が短縮した場合や，関連する動作の性質が体操や武道で要求されるような高いレベルの柔軟性を必要とする場合などである．こういった症例に対しては，治療対象組織に対して十分に柔軟性の改善に取り組んだ後でなければ，最大限のストレッチを組み込んだSTRを実施すべきではない．また，患者に最大限のストレッチをするように指示する前に，あらかじめ関節可動域を測定しなければならないことに注意しておくことも重要である．

6 筋エネルギーテクニック（Muscle Energy Technique：MET）との関連性

　筋エネルギーテクニックは，STRと並んで大きなリリース効果を発揮しうる．筋エネルギーテクニックとは，筋緊張をリリースするために患者自身の筋収縮を利用するストレッチテクニックを指す．例えば，等尺性収縮後には，「等尺性収縮後弛緩」（PIR）と呼ばれる筋弛緩がしばらく得られる．経験が豊富なセラピストであれば，等尺性収縮後弛緩の原理を活かして筋のリリースを促進し，治療筋の伸張能力を高めることができる．相反抑制（RI）を利用した筋リリースについては，すでに前述の「抵抗負荷STR」にて述べた．

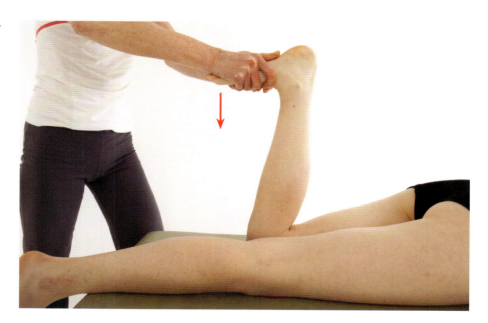

ヒラメ筋に対する筋エネルギーテクニックの実施

7 STR実施中の不快感

　組織の癒着や線維化が非常に深刻で，それらを引きはがすのに疼痛を伴う恐れがある部位を治療する際には，他のテクニックに比べてSTRは2つの利点を有する．第一に，たとえ次のロックがかけられようとしていても，圧迫を緩めた際には一時的な苦痛の軽減が得られ，心地良い瞬間がある．第二に，患者は自身の患部における不快症状を管理できていると感じる点である．これは特に，競技で成功を得たいがために自ら進んで苦痛の伴うトレーニングを経験しているような優れた実績を有するスポーツ選手らの場合である！

3. STRを実施するための身体の使い方

1 STRを実施する際の手段

すべてのマッサージと同様に，STRを実施する際には，指，母指，近位指節間関節（knuckles），手掌全体，前腕および肘を用いる．

指骨を用いると強く圧迫でき，より深くロックできる

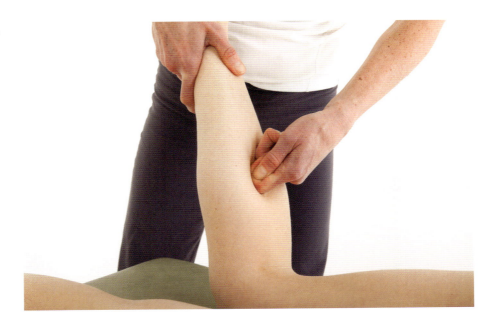

必要に応じてセラピストにとって最小の負担で深く圧迫できるように，適切な姿勢で治療すべきである．全体的な短縮を伴う大きな表層筋には，最初に前腕の広い尺側面，軽く握ったこぶしの基節骨の面，近位手掌面のような広い面を用いて圧迫する．

軽く握ったこぶしの基節骨の面では広い範囲でロックができる

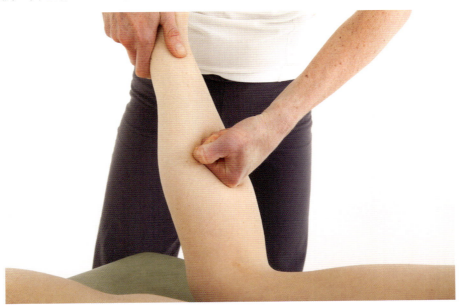

前腕尺側では広い範囲でロックができる

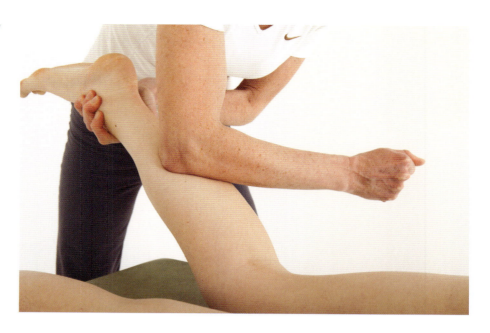

　より深層に位置する筋へアプローチするためには，事前により表層に位置する筋への不快感を最小にできるように，その治療対象領域を評価し，筋緊張を緩和すべきである．深層の組織をロックするには，圧迫力がより増すように母指や近位指節間関節のようなより狭い表面積で圧迫する．このようにより深層へ圧迫を加える際には，セラピストは常にロックを強めに行うことが必要であるが，セラピスト自身が関節損傷や疲労してしまわないように，反対側の手の重みや体重をロック部位にかけるようにして行うと良い．経験豊富な施術者にとって，木製のペグは手にぴったりとフィットし，深く圧迫するのに有用である．しかし，ペグを使用した場合は，手や肘を使用したときに得られるような組織のフィードバックが得られなくなるため，ペグは慎重かつ賢明に使用するようにしなければならない．

　理想的には，良好なマッサージを行うには，適切に設定された治療台が必要であるが，STR はセラピストの創意工夫が試される適応力の高いテクニックである．治療は必要に応じて衣服を介して実施することができ，このことは周囲に施設がない，もしくは寒くて雨風にさらされた状況下で行われるようなスポーツイベントや，時間が限られ衣服の着脱が困難な場合に，大変有用である．

2 ｜ STR を効果的に実施するためのヒント

- ゆっくりと正確にロックする．治療対象の組織を強く押し込んだり，押しつぶしたりすることを避けることにより，組織の損傷を最小限に抑え，最大のリリースを引き出すことができる．

- 血流が滞り硬結した組織や可動性が低下した組織に対しては，横断方向ま

たは斜め方向の角度で徐々にロックをかけていき，表層の組織から順にリリースする．

● 患者の呼吸に合わせる．患者のリラクセーションを維持するためには，呼気中にロックを深くしていくと良い．非常に深い位置にある組織や血流障害が重度な組織に対してアプローチする場合は，必要な深さでロックするのに2，3回の呼気を要するだろう．

● 癒着した組織に関連する部位で運動を行う場合，患者にどのタイミングで呼吸すべきかを助言しておくことで，運動中の意識が高まり，リラクセーションを促すことができる．

● 患者に自動的ストレッチを行わせる前に，まずセラピストが同様のストレッチを他動的に行い指導する．これにより，患者は自動的ストレッチ運動を正確に実施することが可能となる．

● 次にどのように進めていくべきか分析し，徐々に進めていく．

● 同一部位へ長時間治療介入しない．治療対象組織にSTRによる治療効果が見られないようであれば，同じ領域をロックし続けるのではなく，別の部位をロックして治療を試みる．

● 焦点を当てている部位以外でもさまざまなリリース効果が現れる．したがって，治療に取り掛かっている組織以外にも注意を払うようにする．

● 「大丈夫ですか？」「どういう感じですか？」など，患者とコミュニケーションをとり，患者の反応を伺う．

第3章
下肢

1. 骨盤帯

　骨盤帯の可動性はごく少なく，強固で安定している．そして，骨盤帯は，脊椎と下肢を連結して，体幹の重さを下肢へ移している．座位時や立位時，移動時に良好な骨盤姿勢を保つことは，骨盤帯の効率的な動きを確実にするために重要である．体幹と股関節の筋のバランスと強さは，これらを達成するための重要な鍵となる．

　腰仙椎の連結部は腰椎と仙骨を関節でつないでおり，損傷を受けやすい．腸腰靱帯は，第4・第5腰椎を安定させる助けとなる特に強い靱帯である．第4・第5腰椎の横突起から起始し，腸骨稜内唇の後方に付着しており，前方部分および中間部分の胸腰筋膜を伸張させている．仙腸関節は仙骨を骨盤帯に接続して，体幹から下肢へ体重を移すので，骨盤帯の治療において，仙腸関節を考慮することは重要である．仙腸関節の表面において腸腰靱帯の一部分は，仙骨から上後腸骨棘〔PSIS〕領域に付着する．特に，立ったり座ったりする繰り返しのストレスや，非対称な姿勢または活動は，瘢痕や硬さの原因となることがあるため，これらの部位周辺の結合組織に対処しなければならない．このことは，腰痛と仙骨痛を引き起こし，この部位の安定性と動きに影響を及ぼす．そして，下肢に痛みを引き起こす．

　骨盤帯の前方に，恥骨結合があり，恥骨結合部の軟骨性の円板の付近に，腹直筋，外腹斜筋と長内転筋の腱がある．これは，恥骨結合部の関節にさらなる強さと安定性をもたらしている．したがって，恥骨骨炎や恥骨結合機能不全（symphysis pubis dysfunction：SPD）がみられる場合は，これらの筋を治療する必要がある．

2. 股関節

　股関節の強固な構造と強力な筋は，動的および制御された推進力の要求を満たすために必要である．股関節は体重を支える．すなわち，歩行や走行，ジャンプなどのさまざまな体重負荷活動で，股関節は力強く体重をもう一側の下肢に移す．股関節が全可動域を保ち，良好な柔軟性と十分な強さをもつことは，生体力学的に効果的で円滑な歩行を促す．

1 股関節伸展

主要な筋：大殿筋，ハムストリングス〔半膜様筋，半腱様筋，大腿二頭筋（長頭）〕，大内転筋（垂直線維）．

2 大殿筋

大殿筋は，特に屈曲位から開始する際に，股関節伸張に強く関与する非常に強力な筋である．階段を昇る，座位から立ち上がる，スクワットをする，坂を登る，走る（特に，大きな推進力を必要とする速い走行）ような運動は，この筋を用いる．大殿筋は腰背筋膜下部から起始するので，体幹屈曲位からの体幹伸展に関与している．また，大殿筋は重要な股関節外旋筋なので，足部の位置に影響を及ぼす．さらに，座位で身体の体重を支えるために，大殿筋に静的な緊張が生じることがある．つまり，大殿筋の収縮によって，坐骨結節で体重を支える．そして，その際に一側の大殿筋を働かせる傾向があるので，筋活動の不均衡が起こる．

表層股関節筋
1. 上後腸骨棘
2. 中殿筋
3. 大殿筋

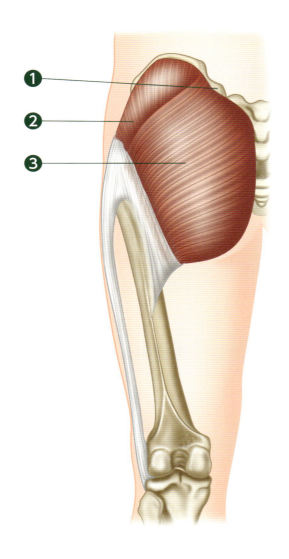

一般的に不良な座位姿勢ばかりをとると、大殿筋の機能は低下する傾向があり，これによって，筋活動の不均衡が生じることがある．つまり，大殿筋の機能低下のため，ハムストリングスが股関節伸展作用によって過活動を引き起こし，その後より多くのストレスを腰背部にかける原因となる．軟部組織リリース（soft tissue release：STR）は，筋活動強化プログラムを促すことによって，大殿筋を強化する．大殿筋に対するストレスは，起始部である仙骨と腸骨稜から，停止部である腸脛靱帯と殿筋粗面へ生じる可能性がある．

3 股関節外旋

主要な筋：大殿筋，中殿筋後部線維，縫工筋，深層外旋筋（梨状筋，内閉鎖筋，外閉鎖筋，上双子筋，下双子筋，大腿方形筋，大腰筋）．

深層股関節筋
1. 小殿筋
2. 梨状筋
3. 上双子筋
4. 内閉鎖筋
5. 下双子筋
6. 大腿方形筋

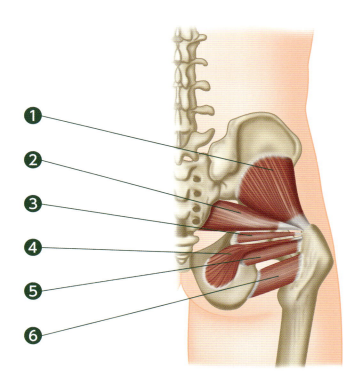

　これらの筋は，過剰な内旋を予防することによって，すべての股関節運動を安定させる際に重要である．梨状筋はしばしば問題を引き起こす．それは梨状筋が座位で外転筋として作用することに関係している．また，梨状筋は歩行や走行での安定性に重要であり，足部を挙上している下肢と反対側の下肢の支持を維持する助けとなる．坐骨神経は梨状筋の下を通っており，実際に全体の約17％は，梨状筋を通過する可能性がある．そして，短縮した硬い梨状筋によって，大腿後方の坐骨神経に症状が生じる．この状況から生じる坐骨神経痛は梨状筋症候群として知られていて，STRに非常に良く反応する．

大殿筋と深層外旋筋に対する治療

患者が腹臥位になり，膝関節を治療台に押しつけることによって股関節を屈曲しようとする際に，セラピストは，大殿筋付着部から離れた部位をロックする（訳注：圧迫して保持する）．それから，腸骨稜と仙骨から離れるようにロックした部位を動かす．その際に，ロックが正確であれば，小さな筋が伸張することがわかる．また，大殿筋全体としてより大きな筋を伸張させるためには，患者が股関節を自動的に屈曲する際に，完全な屈曲が得られる側臥位で筋を治療する．

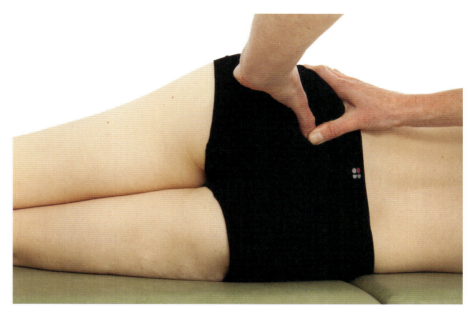

側臥位での大殿筋に対する自動的 STR

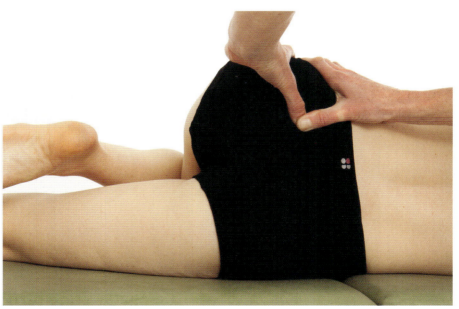

他の方法として，患者を腹臥位にして，膝関節90°屈曲位で，やさしく下肢を内旋・外旋させる．この動きによって，股関節と骨盤の両方またはどちらかの可動域制限を知ることができる．まず大殿筋の幅広い表面を仙骨から離し，腸骨稜から離れるように適切にロックして圧力を加え，下肢を内旋させる．そして，出発点に下肢を戻すために圧力を緩める．この方法は，系統的に大殿筋全体に適用される．自動的STRは，特に可動域が減少した範囲がある場合に有益である．その場合には，患者は無理のない範囲で動かす．

大殿筋に対する他動的STR

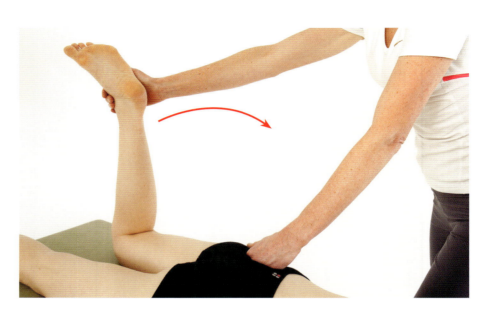

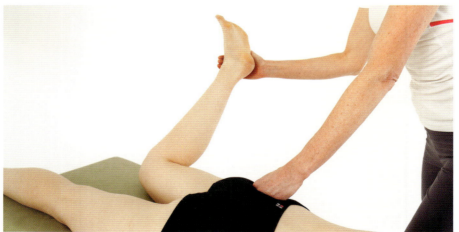

第 3 章　下肢　35

梨状筋に対する自動的 STR

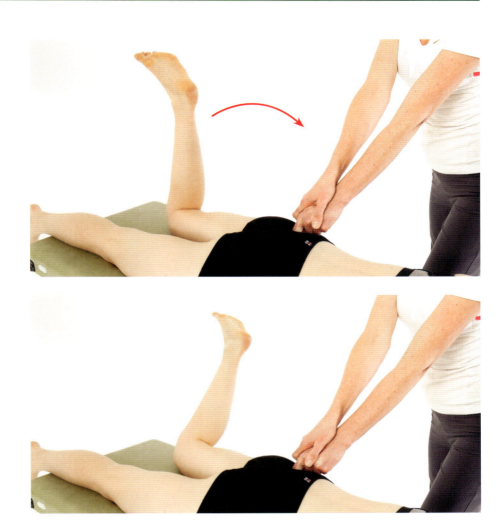

　いったん，大殿筋が弛緩して伸張されたら，次に深層回旋筋の治療を行う．仙骨と大転子の間に位置する梨状筋に，セラピストの屈曲した肘関節または近位指節間関節（ナックル，knuckle）でやさしく圧を加える．そして，筋のリラクセーションが維持されていることを確認する．区別するのが困難であるが，他の回旋筋も影響を及ぼしている可能性がある．大腿方形筋は，大殿筋の下で坐骨結節から離れて外側に滑らせることで確認することができる．これらの深層回旋筋のいずれか1つにSTRを行い，股関節が内旋する際にロックの圧力を保つ．それからすぐにロックの圧力を緩める．

4 | 股関節内旋

主要な筋：中殿筋，小殿筋前部線維，大腿筋膜張筋（TFL），恥骨筋，長内転筋，短内転筋，大内転筋，梨状筋（股関節屈曲 90°以上の範囲で）．

股関節内旋筋に対する治療

小殿筋は中殿筋の下に位置しており，中殿筋と小殿筋は一緒に治療することができる．中殿筋前部線維に圧力を加えて，腸骨稜から離しながら，下肢を外旋させる．次に，小殿筋を目標として，より深層に圧力を加えて，もう一度下肢を外旋させる．また，背臥位で他の有効な治療を行う．一方の手指をもう一方の手で補強し，中殿筋に圧力を加えて，非常にわずかに横にゆっくり筋線維を引っ張る．股関節内旋した際に後部線維がロックされる場合は股関節内旋に，股関節外旋した際に前部線維がロックされる場合は股関節外旋に，患者は自動的に下肢を回旋させる．その際，骨盤を安定させるために，セラピストの膝関節で患者の反対側の股関節を固定する．また，同じ方法を用いて大腿筋膜張筋を効果的に機能させることが可能である．

腰仙関節と仙腸関節に対する治療

股関節と腰背部の治療が良好に行われたら，腰仙関節と仙腸関節の治療を始める．患者を側臥位にして，上後腸骨棘から離れた部位に結合組織マッサージ（connective tissue massage：CTM）ロックを加えるために近位指節間関節を用いて，患者に股関節を最小限屈曲するように指示するか，骨盤を後傾するように指示する．次に，上後腸骨棘と腰仙関節の間にCTMロックを加え，もう一度，患者に股関節を屈曲するか，骨盤を後傾するよう指示する．

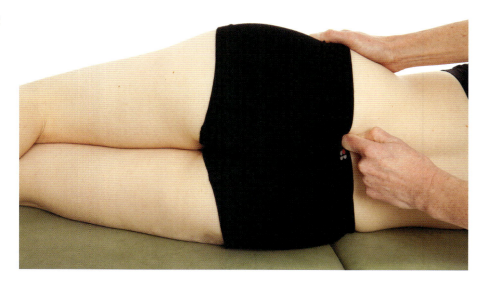

骨盤が後傾する際に腰仙関節をロックする

5 ハムストリングス

主要な筋：半膜様筋，半腱様筋，大腿二頭筋．

　ハムストリングスは，膝関節がほとんど，または，完全に伸展している場合，股関節を伸展するために大殿筋とともに作用する．また，脊椎を屈曲位から伸展させるために，大殿筋の作用を援助する．さらに，ハムストリングスは，股関節が伸展していない場合には，強力な膝関節屈筋である．膝関節がやや屈曲位の場合には，いくらかの下腿の回旋が生じる可能性がある．

　ハムストリングスの損傷は，強力に筋を使用する全力疾走が必要なスポーツで頻度が高い．陸上競技の短距離選手は，ハムストリングスに問題をもっていることがよく知られている．短距離競技の出発肢位は，3つのハムストリングスに大きなストレスを加える．つまり，ハムストリングスは，身体を前進させるために股関節が強力に伸展する際に，体幹がしゃがんだ姿勢から起き上がるという2つの強力な運動に関与している．優れた短距離選手は，短距離走の最初の25メートルまでは完全には直立して走らない．一般的に，ハムストリングスの損傷は，停止部よりも起始部の近く，または筋腹部で生じる．また，遠心性収縮によって膝関節伸展を制御する踵接地の直前に，ハムストリングの損傷はしばしば起こる．

ハムストリングスと膝関節屈筋
1. 大腿二頭筋
2. 半腱様筋
3. 半膜様筋
4. 腓腹筋（内側頭）
5. 腓腹筋（外側頭）
6. 薄筋
7. 縫工筋

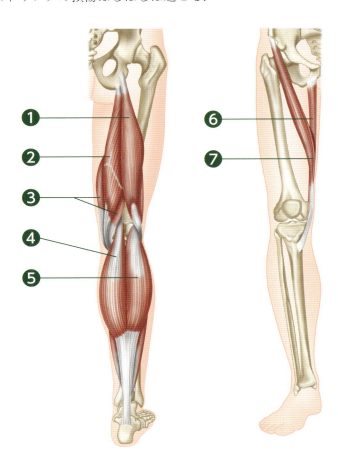

ハムストリングスはすぐに緊張する傾向があり，股関節伸展で大殿筋の作用を代償してしばしば過活動を起こす．例えば，長時間にわたる座位や運転などの生活様式では，股関節屈筋が短縮し，大殿筋が伸張する．また，ハムストリングスが短縮し，大殿筋の活動が抑制される．

ハムストリングスに対する治療

ハムストリングスの治療には，多くの異なる方法がある．そのため，筋の大きさと状態によって治療方法を適切に選ぶことが重要である．一般的には，最初に患者を評価するために，腹臥位で治療を行うことが最良である．膝関節を90°屈由して，膝関節を伸展させるたびに，筋の起始部の方向へロックを加える．

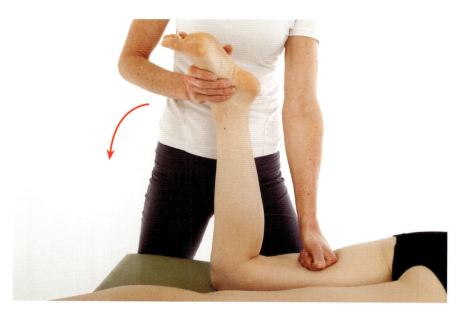
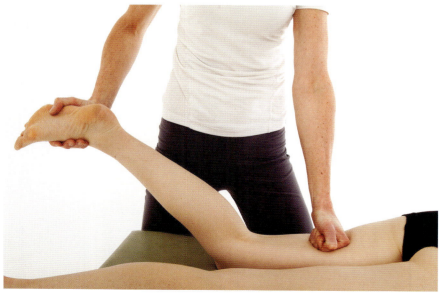

幅広い表面をロックしたハムストリングスに対する他動的STR

3つのハムストリングスの位置を確認して，停止部の腱から起始部の腱まで治療する．より特定の筋をロックするために，自動的STRへ進む．各筋グループ間を調べて，癒着（adherence）を選別してロックするために，補強された母指または指骨を用いて，患者に膝関節を伸展するように指示する．

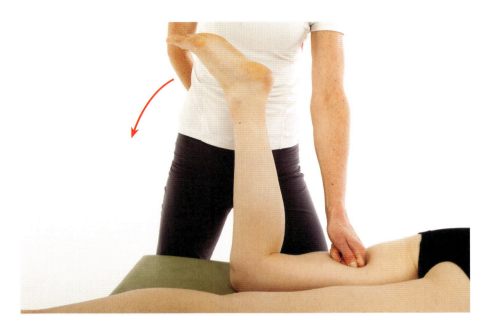

補強された指骨によるハムストリングスに対する自動的STR

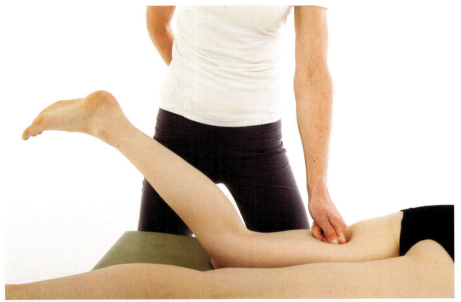

背臥位で，より大きく伸張させることができる．セラピストの肩の上で患者の下肢を支えて，肘でロックする．または，より特定の筋に焦点を合わせたロックを行うために，補強した母指または近位指節間関節を用いて，患者に膝関節を伸展するように指示する．

肘を使用するハムストリングスに対する自動的 STR

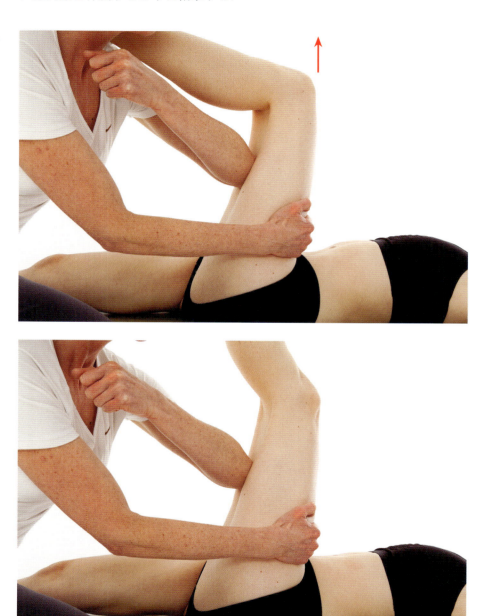

近位指節間関節を使用するハムストリングスに対する自動的STR

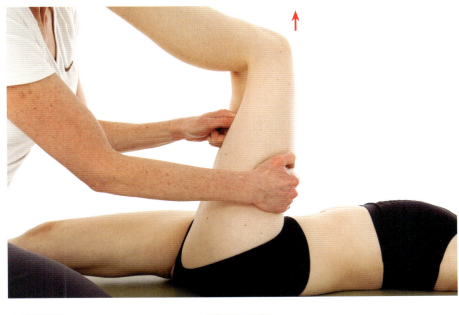

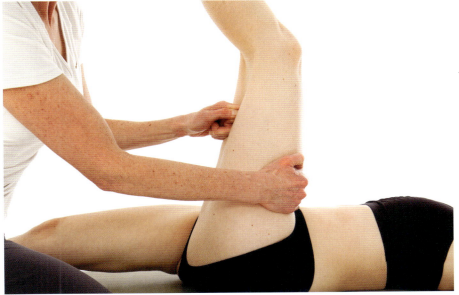

その他の方法として，ロックを起始部から停止部の方に離れていくように加える．そして，セラピストの肩を用いて股関節を屈曲するか，患者に股関節を屈曲するように指示する．その際，患者は，股関節屈曲を良好に制御するために，下肢を膝関節の後方で保持して引き上げる必要があるかもしれない．

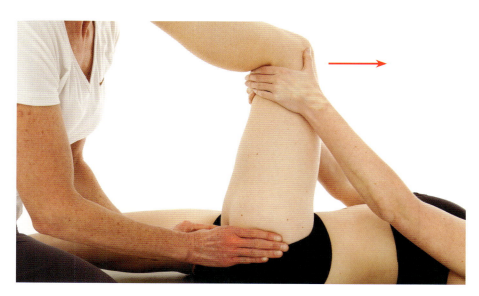

ロックがハムストリングスの起始部から離れていく自動的STR

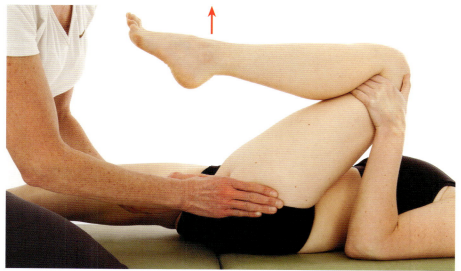

どんな癒着でも非常に敏感であるため，圧力はゆっくり加える必要がある．同じロックで，股関節屈曲と膝関節伸展を組み合わせると，ハムストリングスはより強力にリリースされ，より可動性を高めることができる．この方法は，きわめて慎重に行わなければならない．また，股関節を屈曲する際に，下肢を確実に保持するように，患者を側臥位にしてハムストリングスを治療することができる．この方法は，より可動域が制限された患者に有益である．

ハムストリングスに対する体重負荷STRは，強力な効果をもたらすだろう．立位で，患者にロックで圧力を加えて，ハムストリングスのストレッチを促す．

ハムストリングスに対する体重負荷STR

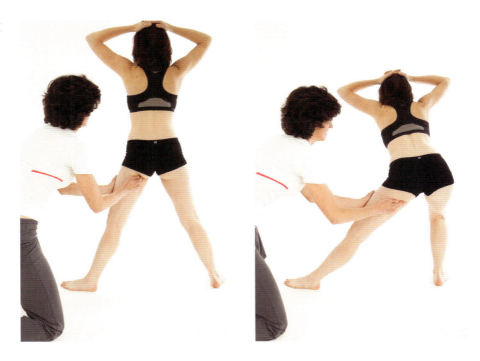

6 股関節屈曲

主要な筋：大腿直筋，縫工筋，大腿筋膜張筋，腸骨筋，恥骨筋，大腰筋，小腰筋（存在しない場合もある）．

　すべての股関節屈筋は，骨盤の前方に位置する．股関節屈筋が癒着または短縮していれば，骨盤を中間位に保つことができない．これは，弱化した腹筋とそれに起因した腰椎前弯に関連している．この場合，腹筋の強化が重要である．そして，股関節屈筋に対するSTRは，腹筋の強化を容易にする．腰筋は強力な主要姿勢筋である．腰筋の停止部が固定されると，腰筋は臥位から体幹の屈曲を支援する．治療の間，腰椎前弯や他の不良姿勢など，腰部に症状がみられる場合には，常に身体の上下両側を考えなければならない．腸骨筋と腰筋は「腸腰筋」としばしば称される．

深層股関節屈筋と腰方形筋
1. 大腰筋
2. 腰方形筋
3. 腸骨筋

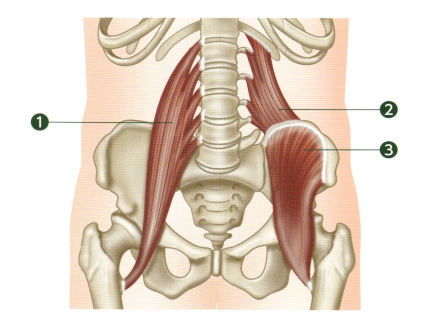

股関節屈筋に対する治療

　患者の治療は治療台を用いて，背臥位で行う．ロックの方法は，難しいが，筋の起始部から離れる方向にやさしく，しかし確実にロックする．それから，患者に骨盤を後傾するように指示する．これによって，大腿直筋，縫工筋，大腿筋膜張筋を治療する．また，その他の適切な治療方法は，側臥位で患者の屈筋を治療することである．しっかりと下肢を保持して，適切にロックを行い，股関節を伸展させる．

大腿直筋に対する他動的STR

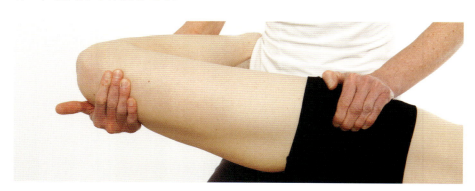

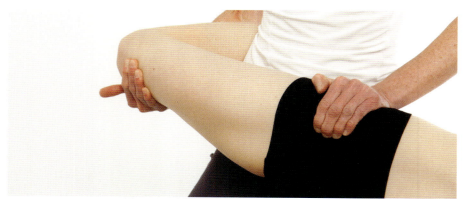

この他動的STRは下肢が重いために行うのが難しいかもしれないが，自動的STRでは，適切なロックが維持され，わずかな股関節伸展によって効果的なリリースが得られる．

大腿直筋に対する自動的STR

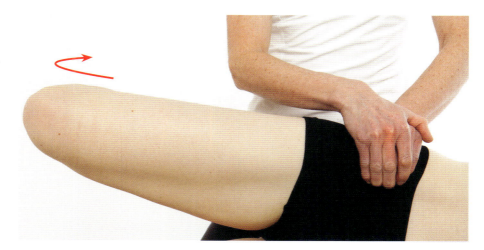

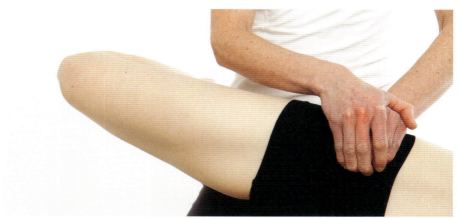

腸腰筋については，ていねいな治療と患者のリラクセーションが良好な結果を生む．患者は，両膝関節屈曲位で背臥位になる．セラピストの指を臍レベルで腹直筋の縁の横，つまり最下位の肋骨と白線の中間におく．患者が呼気するときに，筋の方向に指でやさしく押し，患者が吸気するときに停止する．そして，2回目，3回目の呼気の際に，より深く指を押せるようになるまで待つ．指を深く押せるようになったら，わずかに内側に指を傾けて，腰筋に触る．それから，患者に股関節を屈曲するように指示し，セラピストは筋収縮によって筋の位置を確認する．このロックがあまりに不快である場合には，わずかに圧力を緩める．この後，セラピストはロックを維持し，患者にSTRのために下肢を伸展するように指示する．また，患者に骨盤後傾を行うように指示すると良好なリリースが起こる．この場合，セラピストは，ただこの深層筋の表面に影響を及ぼしているだけである．しかし，筋膜をロックすることによって，筋全体をリリースすることができる．

腸骨筋を治療するために患者を同じ姿勢に保つ．ゆっくりと上前腸骨棘の上を滑り，腸骨の凹面の上を進み，ロックする．そして，患者に下肢を伸展するように指示する．

腸骨筋に対する自動的 STR

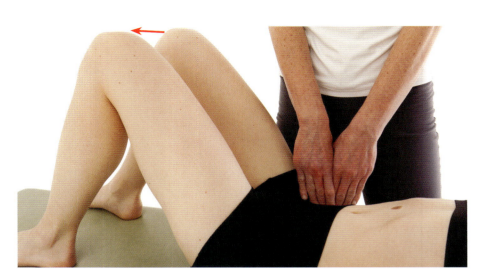

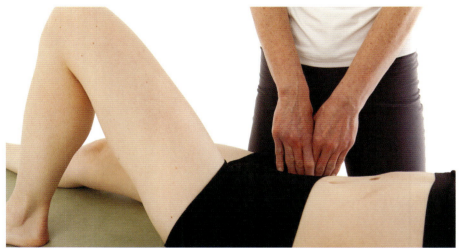

腰筋と腸骨筋は腸腰筋腱を形成するために結合するので，腰筋と腸骨筋を対象にするためには，より内側をロックする．また，腸骨筋を効果的にリリースするためには，側臥位で行う．セラピストが筋をフックして（訳注：ひっかけて），患者に股関節を伸展するように指示する．その際に，骨盤が中間位で維持されていることを確認する．

7 股関節内転

主要な筋：長内転筋，大内転筋（斜走線維），短内転筋，薄筋，恥骨筋，大殿筋（下部線維），梨状筋（90°以上の範囲で）．

股関節内転筋
1. 恥骨筋
2. 長内転筋
3. 大内転筋
4. 恥骨筋（切除）
5. 短内転筋

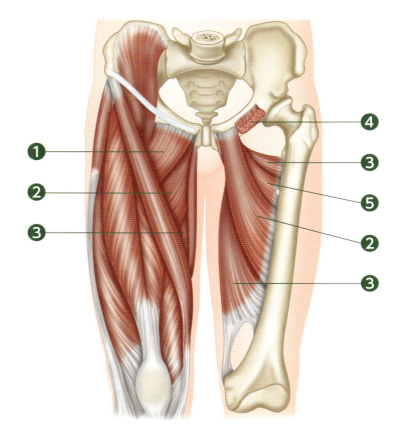

　すべての内転筋は，歩行や走行の支持期に，大腿を内側に牽引することによって，大腿が外側に平衡を失わないようにするために重要である．内転筋の断裂は，しばしば「鼠径部挫傷」と呼ばれており，一般的に内転筋が大腿四頭筋より弱いときに生じる．全力疾走や急激な方向転換が必要となるスポーツは，この種の損傷の要因となる．例えば，乗馬またはフットボールなどによる内転筋の過用は，内転筋を過緊張状態にして，このような問題を引き起こす．損傷は筋の起始部，または筋腱移行部でしばしばみられる．その損傷部位で柔軟性と強さを獲得し維持するために，維持管理のためのマッサージがとても重要である．大内転筋は，内転筋のなかでもっとも大きく，もっとも後方に位置する．その起始部はハムストリングスの近くにあり，股関節伸展を補助する．しばしば，運動選手がやっかいな「ハムストリングス痛」を感じるとき，それは大内転筋が原因である．大腿の肢位によって，大内転筋は股関節内旋または外旋にも関与している．

股関節内転筋に対する治療

　股関節内転筋は，しばしば，その部分が柔軟な人でも，治療するには敏感な領域である．まず治療のために，内転筋をリラックスさせることが重要である．つまり，筋をロックする前に，かなり短縮させてリラックスさせる必要がある．患者は背臥位になり，一側の膝関節を屈曲して足部を治療台につける．長内転筋と恥骨筋の縁（border）に一側の手で圧力を加えて，それから他動的に下肢を外転させる．あるいは，反対側の股関節が絶対に治療台から挙上しないようにして，セラピストの支えている手の方向に下肢を外転させるように患者に指示する．

長内転筋に対する他動的 STR

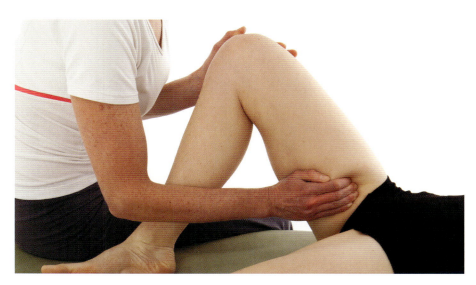

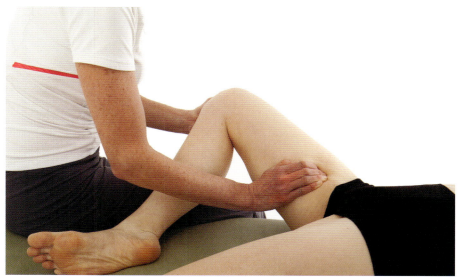

第3章　下肢

長内転筋に対する自動的STR
（筋を把握する）

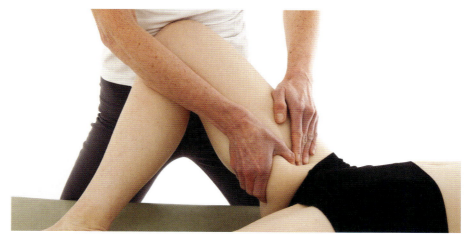

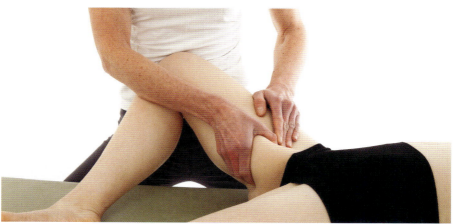

　確実に筋の起始部に作用させるためには，恥骨の近くで治療を行う．また，薄筋は膝関節をまたいでいるので，下肢を伸展してストレッチする方がより効果的である．

薄筋に対する他動的STR

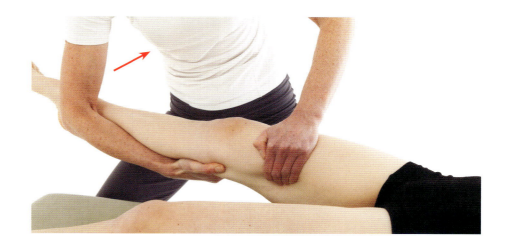

薄筋に対する他動的 STR

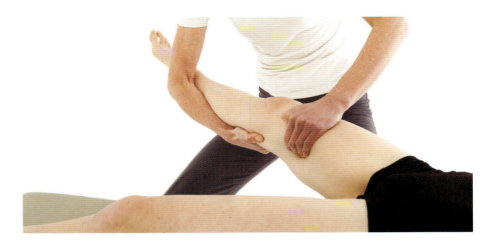

　より容易に大内転筋の治療部位を見つけるために，患者を治療台の端で背臥位にする．そして，股関節をより大きく動かせるように，セラピストの身体の近くで下肢全体を支える．この方法は，大内転筋を治療目標とするのに有効であり，股関節を屈曲することによって軟部組織のリリースを増強させる．筋の癒着部を分離するために，適切なロックを加えて，患者に必要に応じて股関節を外転もしくは屈曲するように指示する．また，他の内転筋も，この肢位で効果的に治療できる．つまり，各内転筋を横断して各々から分離し，各内転筋の付随的な運動によって，必要に応じてやや治療方向を変える．

大内転筋に有効なより大きな運動を容易にする治療台の端での自動的 STR

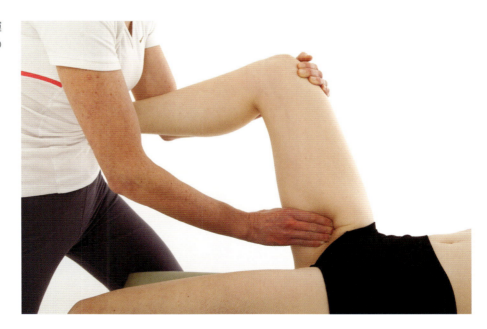

大内転筋に有効なより大きな運動を容易にする治療台の端での自動的 STR

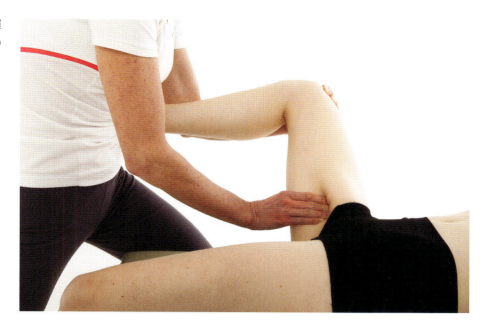

大内転筋は体重負荷 STR によく反応する．患者は立位でストレッチを行うように指示される．

股関節内転筋に対する体重負荷 STR

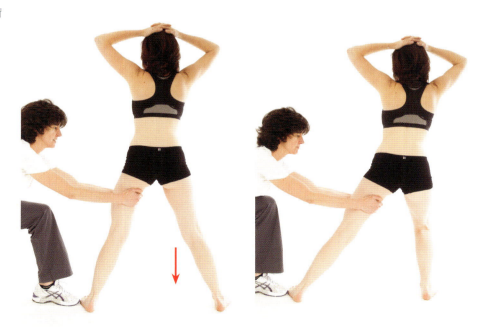

8 股関節外転

主要な筋：中殿筋，小殿筋，大腿筋膜張筋，縫工筋，梨状筋（座位），大殿筋（上部線維）．

大腿外側
1. 中殿筋
2. 大殿筋
3. 大腿二頭筋（長頭）
4. 大腿二頭筋（短頭）
5. 大腿筋膜張筋
6. 大腿直筋
7. 腸脛靱帯
8. 外側広筋

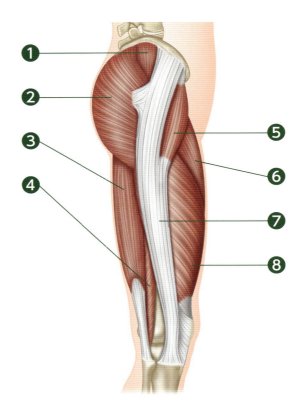

歩行や走行では，体重は一側下肢から反対側下肢に移される．その際に，中殿筋と小殿筋は，遠心性収縮によって，股関節と骨盤の側方傾斜を支持し制御する．一側足部が床から離れた際に，筋収縮によって反対側の股関節が落下するのを防止する．多くの人は，日常生活で座位をとることによって，部分的に中殿筋の活動が抑制される傾向がある．歩行において，中殿筋は骨盤を水平位に維持できるほど十分に強くはないので，骨盤は目に見えて遊脚側に下がる．したがって，中殿筋に対するSTRの前やSTRとともに，特定の筋力増強運動を行うことは，STRによる治療プログラムの有効性を高める．

9 大腿筋膜張筋と腸脛靱帯

大腿筋膜張筋は，股関節屈曲と外転を含むいくつかの運動を補助している．大腿筋膜張筋は股関節が伸展しているときは股関節内旋筋となる．また，弱い膝関節伸筋と膝関節外旋筋でもある．大腿筋膜張筋は体重負荷運動時に，股関節の安定性と脛骨上の大腿骨の安定性を補助する．大腿筋膜張筋は大殿筋とともに，腸脛靱帯（ITB）として知られている結合組織の厚い帯に接続

する．そして，腸脛靱帯は骨盤を脛骨に連結し，伸展した膝関節を安定させる助けとなる．歩行での過活動によって，大腿筋膜張筋が過緊張となることがあるため，この部位では過用による損傷の頻度が多い．例えば，中殿筋が弱化して，腸脛靱帯が過緊張になることによって，歩行の踵接地後の股関節の過剰な内旋に結びつくことがある．腸脛靱帯が大腿骨外側顆の上，または大転子の上を摩擦することによって，腸脛靱帯と外側広筋の間に癒着が生じることがある．

大腿筋膜張筋と腸脛靱帯の癒着をリリースすることは難しく，痛みを伴うことで有名である．しかし，正確なSTR治療を行えば，ほとんど不快感なく，高度に癒着した部位さえ効果的にリリースすることができる．ここでの問題は，中殿筋の弱化，不良な骨盤姿勢，外側広筋の過緊張，内転筋の弱化と関連している．

股関節外転筋と腸脛靱帯に対する治療

セラピストは，患者を側臥位にして膝関節屈曲位で保持し，股関節を外転させる．それから，中殿筋に腸骨稜から離れる方向に圧を加えて，股関節を内転させる．このような重度の過緊張の場合には，ロックするために肘を使うことがしばしば必要である．また，下肢が重くて保持するのが難しい場合は，不快にならないように注意して行う必要がある．

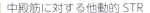

中殿筋に対する他動的STR

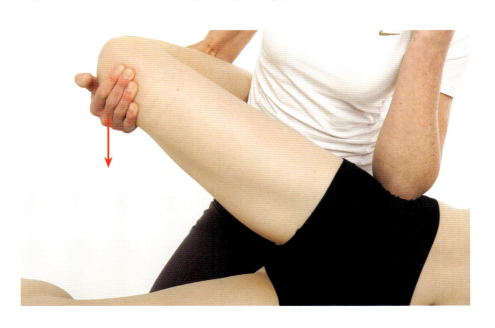

中殿筋に対する他動的 STR

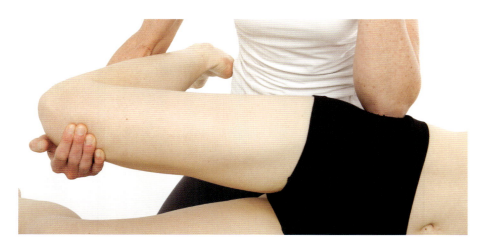

　下肢を保持することを避けるために，自動的 STR を行う．患者に両足関節をつけたまま，股関節を外転するよう指示する．それからロックを加えて，患者に股関節を内転するよう指示する．もし外転する際に筋が非常に過緊張を呈する場合，セラピストは一側の手でロックを加えている間に，もう一側の手で膝関節を保持する．

　股関節外転筋と表層の股関節屈筋のように，側臥位で大腿筋膜張筋を治療する．手掌の下部（heel of the hand）または肘でロックして，下肢を内転する．

大腿筋膜張筋に対する自動的 STR

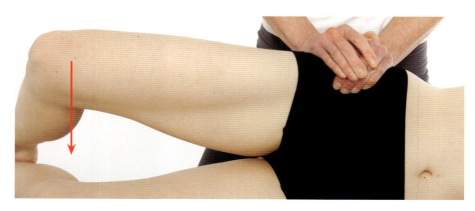

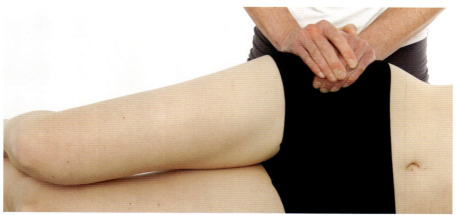

あるいは，ロックして，患者に少し股関節を伸展するよう指示する．この部位は非常に敏感であり，STRを不快に感じる．また，一律に取り扱いにくいので，正確で効率的に治療する必要がある．

腸脛靱帯をリリースするためには，最初に殿筋と大腿筋膜張筋をリリースして，それからやさしく腸脛靱帯の両側を把握し，患者に膝関節を屈曲するよう指示する．この方法によって，腸脛靱帯と外側広筋の間の癒着を分離する．次に，一側の母指をもう一側の母指で補強することによって，特定のCTMロックを加えて，腸脛靱帯の後縁，そして前縁を曲げていく（curl right）．各ロックの後，患者に膝関節を屈曲するよう指示する．

腸脛靱帯と外側広筋の縁に対する自動的STR

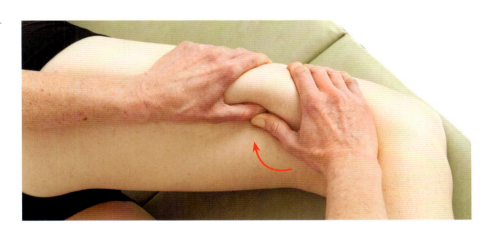

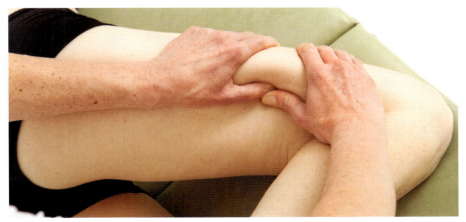

患者が側臥位になり，股関節を屈曲もしくは伸展する際に，腸脛靱帯にCTMロックを加えることによって，筋膜を緩めることができる．

3. 膝関節

　膝関節は優れた可動域をもつ．膝関節は，強力な靱帯と特定の筋腱構造，特に腸脛靱帯，縫工筋，薄筋，半膜様筋，半腱様筋，膝窩筋と大腿四頭筋によって安定化される．走ったり歩いたりする際，身体から地面へ荷重が伝達されるため，膝関節は常にストレスを受けている．したがって，膝関節は過用による損傷が生じる可能性があり，捻れや回旋による外傷を受けやすい．

　大腿四頭筋は膝蓋骨底部に入り込み，膝蓋靱帯は膝蓋骨を脛骨粗面に接続する．機能的に，膝蓋靱帯は脛骨に大腿四頭筋の力を伝達し，腱として作用するため，しばしば「膝蓋腱」と呼ばれる．また，膝蓋支帯として知られている膝全体の結合組織を保持するバンドがある．

1 膝関節屈曲

主要な筋：ハムストリングス，腓腹筋，薄筋，縫工筋，膝窩筋，足底筋．

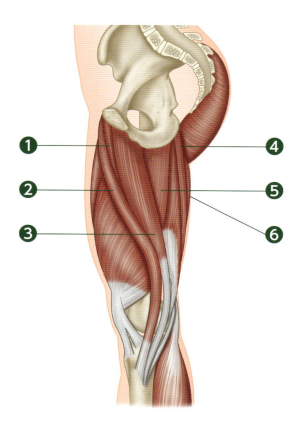

大腿内側部
1. 長内転筋
2. 縫工筋 ⎫
3. 薄筋   ⎬ 鵞足
4. 半腱様筋 ⎭
5. 大内転筋
6. 半膜様筋

膝窩筋を除き，これらの筋はすべて二関節筋である．膝関節屈筋は，歩行時や立位時の膝関節過伸展を防ぐために膝関節伸展を制御する．膝関節後方の疼痛は，これらの筋のいずれか（多くの場合には，ハムストリングス）が硬く短縮すること（tightness）に起因している可能性がある．また，一般的にこれらの筋は，走ったり，蹴ったり，踊ったりすることで緊張する場合がある．半膜様筋，縫工筋，薄筋の付着部の腱は，鵞足を形成するために結合し，この部位の硬結は，膝関節内側の疼痛を引き起こすことがある．膝関節の動きを促進し，安定性を高めるためには，膝関節周囲のすべての腱が筋と同様に治療されることが重要である．

膝関節屈筋に対する治療

患者は腹臥位で膝関節屈曲位とし，セラピストが大腿後面を幅広くロックし，他動的に膝関節を伸展させる．ハムストリングスの3筋にSTRを行い，筋の過緊張を評価しリリースする．

幅広く大腿後面をロックしたハムストリングスに対する他動的STR

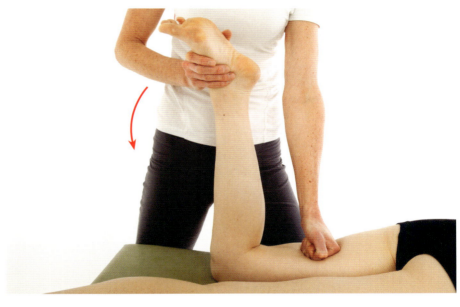

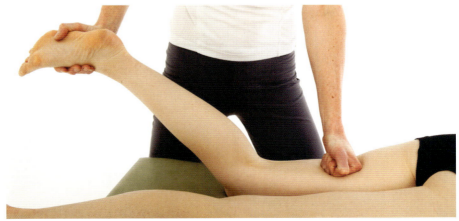

その後，自動的 STR に進み，より具体的なロックを行うために，補強された近位指節間関節，母指または補強された手指を使用する．

補強された近位指節間関節によるハムストリングスに対する自動的 STR

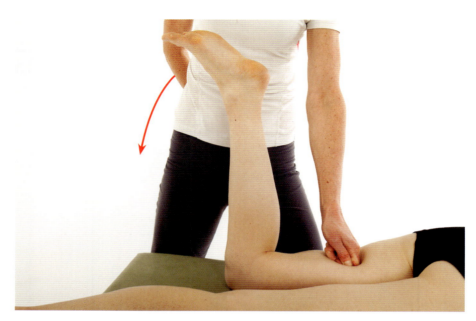

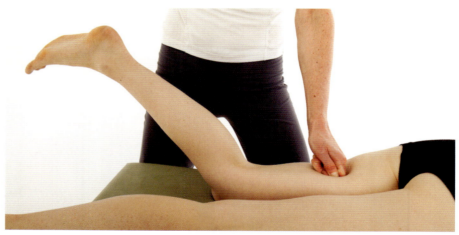

やさしく，一つずつ停止部の腱を把持して，膝関節を伸展する．

内側ハムストリングスの停止部の腱に対するSTR（左写真）
大腿二頭筋の停止部の腱に対するSTR（右写真）

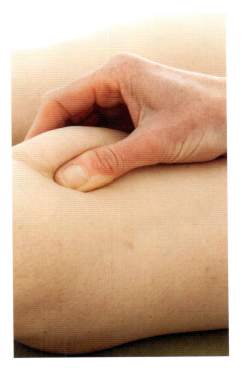
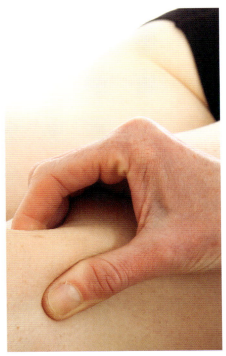

やさしく鵞足を把持し，膝関節を伸展する．あるいは，患者が背臥位で膝関節を軽度屈曲した状態で，手指で腱をロックし，患者が膝関節を伸展し平らにする間，ロックの圧力を維持する．

鵞足に対するSTR

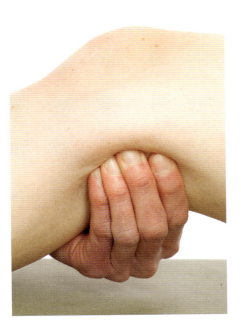
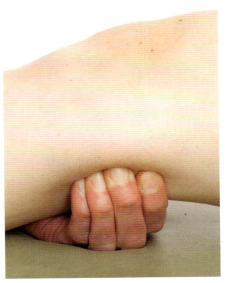

腓腹筋は，主としてその他の足関節底屈筋とともにリリースされるが，股関節内転筋である薄筋や股関節屈筋である縫工筋によってもリリースされる．

2 膝関節伸展

主要な筋: 大腿四頭筋〔大腿直筋,外側広筋,内側広筋(斜走線維を含む),中間広筋〕.

大腿前面
1. 腸骨筋
2. 大腿筋膜張筋
3. 縫工筋
4. 恥骨筋
5. 長内転筋
6. 大腿直筋
7. 腸脛靱帯
8. 大内転筋
9. 薄筋
10. 外側広筋
11. 内側広筋
12. 大腰筋
13. 短内転筋

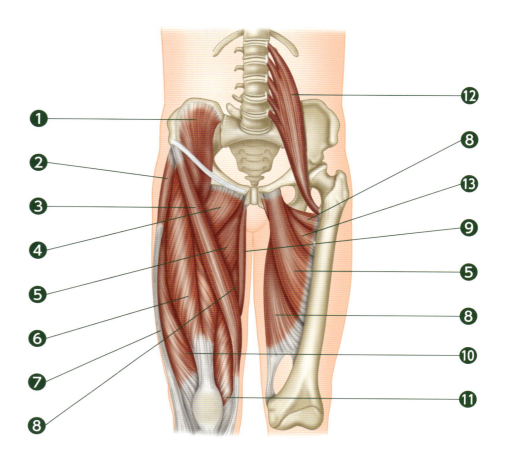

大腿直筋に,股関節伸展時に膝関節伸筋として強力に作用し,股関節屈曲時には効果的に作用しない.内側広筋は,膝関節伸展の最終域で強力に作用する.また,大腿筋膜張筋はきわめて弱い膝関節伸筋として作用する.

大腿四頭筋は強力な筋群であり,歩いたり,走ったり,飛び跳ねたりする際に著しく働く.大腿直筋は2つの関節にまたがって走行しているので,股関節屈曲にも関与し,非常に損傷しやすい.分離し局所化されたストレッチを行うことで,4つの筋の筋出力バランスが再構築される助けとなり,十分な機能と力を維持させるだろう.これは,大腿四頭筋の損傷や機能障害を起こす可能性を最小にするだけでなく,膝関節の過用による損傷も予防するだろう.

直接的な外傷直後に大腿四頭筋を働かせることは,骨化性筋炎を形成させる可能性があるため危険である.

膝関節伸筋に対する治療

患者を背臥位にし，膝関節を軽度屈曲位で保持する．それから，膝関節を伸展させてロックをかけ，膝関節を屈曲する．

大腿四頭筋腱に対する自動的STR

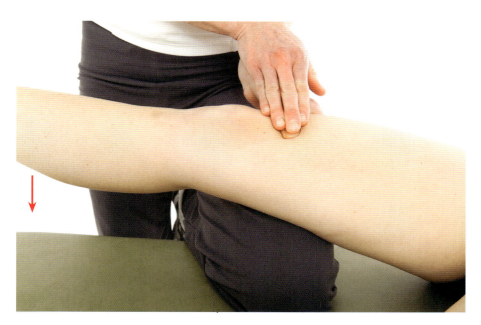

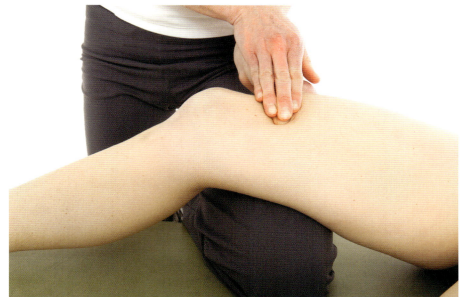

より効果的なストレッチとしては，患者は背臥位で下腿を治療台の縁から出した状態で膝関節を屈曲させ，反対側の下肢は腰部の保護のために屈曲させる．

大腿四頭筋の他動的STR

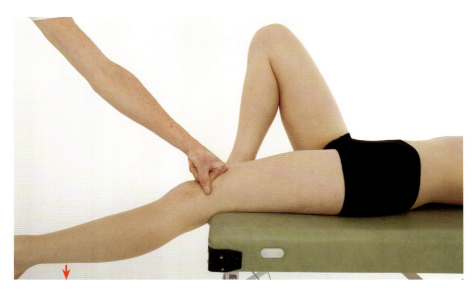

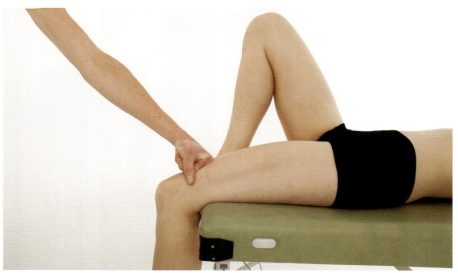

外側広筋を腸脛靱帯の停止部から分離し，内側広筋を縫工筋と内転筋から分離するために，起始部に向かって，そして線維にわずかに直角にロックをかける．これらの場合のストレッチは，患者が自動的に膝関節を屈曲することで，もっとも効果を発揮する．また側臥位は，股関節を伸展位にすることによって，大腿直筋を働かせる良い方法である〔「股関節屈曲」（43頁）を参照〕．さらに側臥位は，自動的に膝関節を屈曲させる際に腸脛靱帯から外側広筋を分離するためにも良い肢位である（55頁を参照）．

外側広筋に対する STR

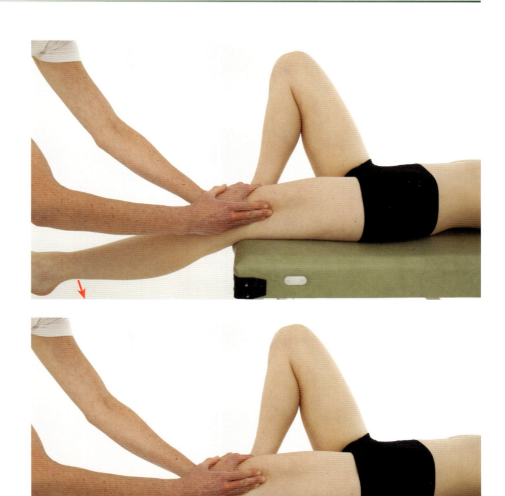

3 | 膝関節の問題

　特定の膝関節損傷にとって STR は効果的である．膝蓋骨トラッキングの問題は，大腿四頭筋をリリースし，膝蓋骨周囲の癒着を取り除くことによって治療できる場合がある．外側大腿部および腸脛靱帯における癒着および過緊張を緩和することにより，治療は内側広筋の効率的な筋出力の獲得を促す可能性がある．これにより，再び筋出力バランスを保つことが可能となる．

　滑膜の場合，膝関節周囲の内側支帯および外側支帯に対する STR は，伝統的な摩擦手技（traditional friction technique）と組み合わせることで，線維組織を破壊して伸張し，周囲の結合組織に栄養を与えるだろう．これは，前方コンパートメントの圧迫を軽減させるのに役立つ．

　損傷の場合，内側靱帯複合体に対する特定の STR が有効である．大腿四

頭筋に対する一般的なSTRは，腱炎による膝関節へのストレスを和らげる．一方，膝蓋腱自体に対する特定のごくわずかなSTRは，癒着組織を分離するだろう．オスグッド・シュラッター病と診断されている場合には，停止部の治療は避けなければならないが，急成長する骨格に付着した強力な筋として避けられない過緊張状態から，大腿四頭筋を解放する必要がある（STRは緊張の軽減に効果的である）．腸脛靱帯症候群では，靱帯自体が硬く短縮した（tight）部位を治療するが，それは一般的に外側広筋と腸脛靱帯の間の癒着部と関連している．この状態では，外側支帯のうっ血も考慮する必要がある．筋が萎縮し関節可動性が低下した膝関節手術後の状態には，自動的STRが効果的である．自動的STRは，患者がストレッチの範囲を制御することができ，筋および筋膜が線維組織から解放され，効率的な筋出力増加が達成されうるという点で有用である．

膝関節に対する治療

患者が背臥位で膝関節を屈曲する際に，膝蓋骨の内側縁および外側縁の遠位部でCTMロックを体系的に適用する．

内側支帯および外側支帯に対するSTR

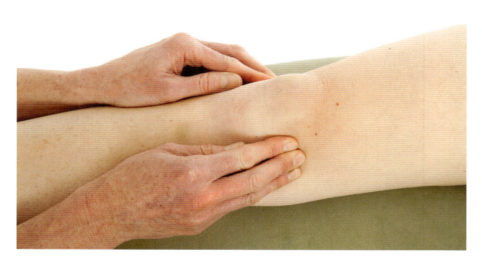

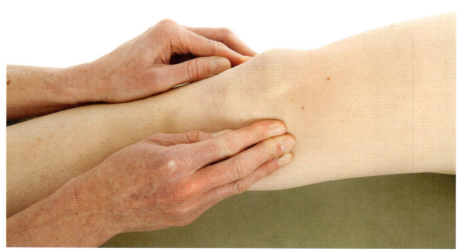

線維部の治療が必要だが，これらの部位は特に敏感である可能性があるため，ロックをゆっくりと正確に滑らせることが重要である．内側靭帯の治療は，同様の手技を用いて行うことができる．膝蓋腱を治療する場合には，患者が膝関節を屈曲する際，膝蓋腱を伸張するために横方向のロックが適用される必要がある．

膝蓋腱に対する STR

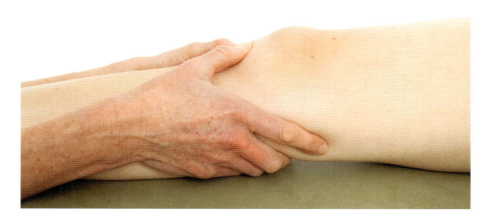

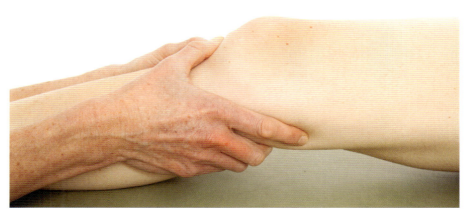

立位で膝関節の治療を行うことは可能である．患者が浅いスクワットを行う際に，内側支帯および外側支帯に作用するよう膝蓋骨の両側をロックする．このダイナミックな機能的治療は，膝蓋骨のトラッキング問題に対して迅速に良好な効果をもたらす．患者は膝関節が第2趾上で屈曲する正しい手技によって指導される．

4 足関節底屈

主要な筋：浅後方コンパートメント―腓腹筋，ヒラメ筋，足底筋．深後方コンパートメント―後脛骨筋，長趾屈筋，長母趾屈筋．外側コンパートメント―長腓骨筋，短腓骨筋．

下腿後面の表層筋
1. 腓腹筋（内側頭）
2. 腓腹筋（外側頭）
3. ヒラメ筋
4. 踵骨腱（アキレス腱）

下腿後面の深層筋
5. 足底筋
6. 膝窩筋
7. 後脛骨筋
8. 長趾屈筋
9. 長母趾屈筋

下腿後面の中間筋
10. ヒラメ筋
11. 長腓骨筋

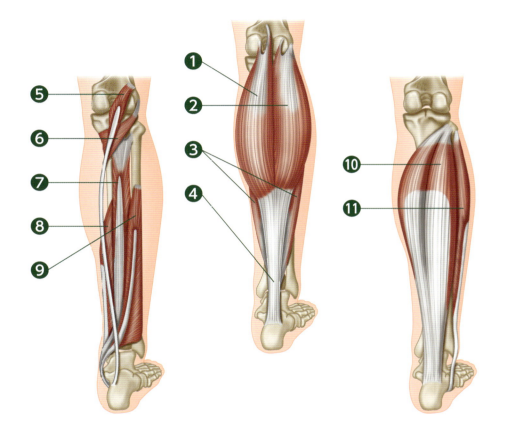

　腓腹筋とヒラメ筋は，主要な足関節底屈筋である．歩行と走行の強力な踏み切り相（the push-off phase）では，腓腹筋は身体内でもっとも強力な筋の一つであり，腓腹筋とヒラメ筋の両方の停止部を形成する踵骨腱（アキレス腱）は，非常に厚く強力である．ヒラメ筋はまた，立位姿勢を維持するために持続的に収縮する．腓腹筋は，足関節底屈に働くのと同様に，膝関節屈曲にも働く二関節筋であるため，損傷しやすい．多くの過用の問題が下肢で起こり，筋出力の不均衡が生じる．例えば，腓腹筋が膝関節伸展位で十分に伸張され，ヒラメ筋が膝関節屈曲位（ヒラメ筋は膝関節より遠位に起始する単関節筋のため）で十分に伸張されない場合，これら2つの筋の癒着が生じる可能性がある．硬結（congestion）は，しばしば筋腱移行部で生じる．コンパートメント症候群も，筋出力の不均衡が生じている部位で起こる可能性がある．

足関節底屈筋に対する治療

治療は一般的に腓腹筋に対してSTRを行う．筋緊張と癒着組織はすぐに明らかになる．患者は腹臥位で，足部は治療台の端から出した状態とする．その状態で腓腹筋の筋腹間をロックし，足関節を背屈させるか，患者に足関節を背屈するよう指示する．

腓腹筋に対する自動的STR

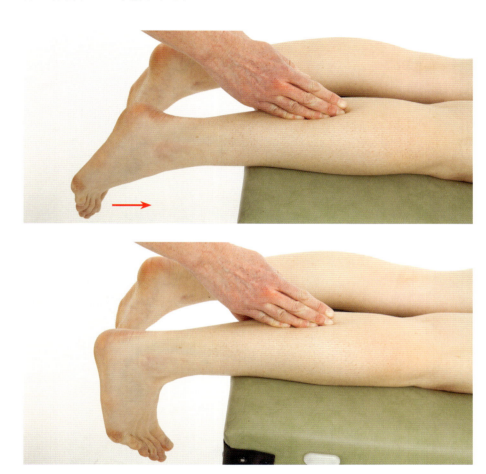

系統的に，筋の外側面および内側面を働かせる．

膝関節屈曲位では，より深く特定の効果をヒラメ筋に与えることができる．より安定させるためには，患者の下腿をセラピストの大腿部の上において行う．ヒラメ筋と腓腹筋の癒着を外側縁または内側縁から切り離すために，ロックは角度をつけて行う．このロックは，筋腱移行部に作用する．

ヒラメ筋に対する自動的 STR

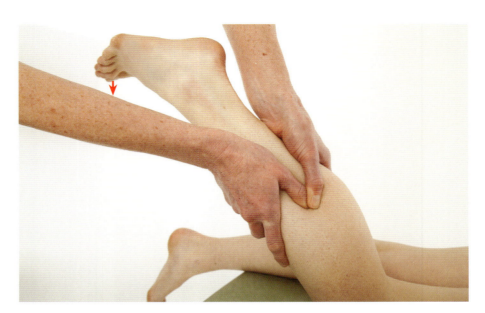

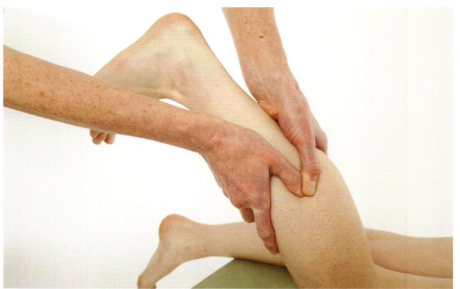

腓腹筋とヒラメ筋のリリースにより，これらの筋を介して深後方コンパートメントに作用することが可能である．下腿を垂直にし，必要に応じて下腿を肩で支持しながら，表層の組織を壊さないよう注意して，深層に指を押し込み，患者に足関節を背屈させる．硬結を治療するためには，患者を側臥位にし，脛骨から離れた場所でロックを行い，患者に足関節を背屈させる．

深後方コンパートメントに対する自動的 STR

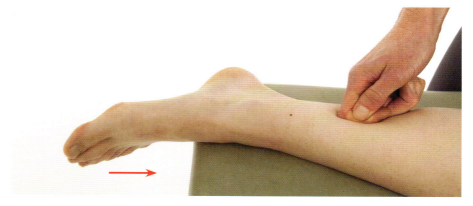

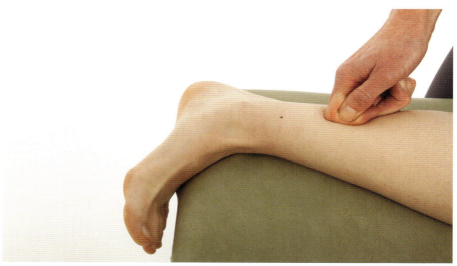

5 アキレス腱

　アキレス腱炎は，過度の使用により慢性化することがある．症状が容易に悪化する可能性があるため，原因となる活動を制限または停止する必要がある．アキレス腱に生じた問題は，腓腹筋やヒラメ筋の硬結によって引き起こされている場合があるため，ふくらはぎの総合的な治療が重要である．

ふくらはぎの治療後，アキレス腱をやさしく把持する．腱傍結合組織（paratenon）を腱から持ち上げ，足関節を背屈しながら把握を維持する．

アキレス腱に対する他動的STR

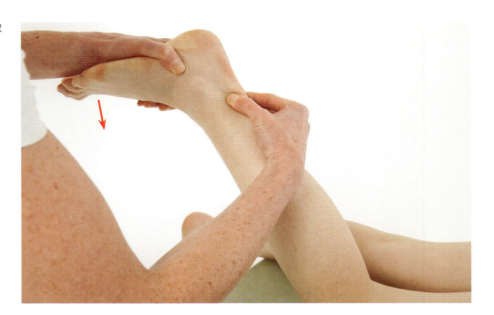

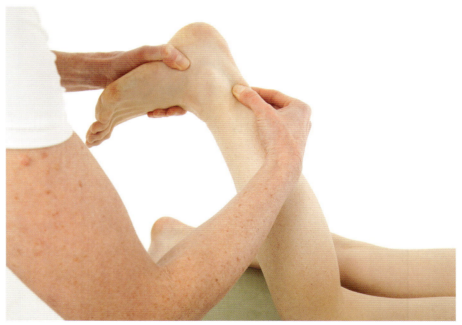

あるいは，自動的STRを行うために，患者に足関節を背屈するよう指示する．ふくらはぎの筋腱移行部から踵骨まで作用する2つまたは3つのロックを適用する．組織の硬結に対する効果的なリリースは，強化および再教育を促進するだろう．

アキレス腱に対する自動的STR

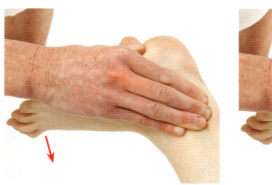
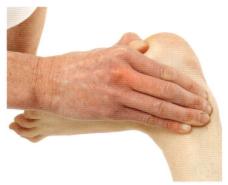

　アキレス腱の部分断裂または完全断裂に対する手術後には，STRはリハビリテーションの一部としてうまく機能する．足部を含めた下腿全体にSTRを行ってアキレス腱を治療するために，上述の方法を使用する．

6 足関節背屈

　主要な筋：前脛骨筋，長趾伸筋，長母指伸筋，第三腓骨筋（欠損している場合もある）．

　前脛骨筋は，足関節背屈の主動作筋である．また前脛骨筋は，歩行中の体重変化に対してバランスを維持するうえで重要な安定化の役割を果たし，足底接地（planting of the foot）を制御するのに役立つ．長趾伸筋は，足関節底屈と背屈の間でのバランスを保つ役割を果たす．下腿前面の筋膜は厚いため，過度のトレーニングによってコンパートメント症候群型の傷害を呈するリスクが高い．これは，特に集団運動教室（group exercise class）のような硬い地面上での急激な運動，走行距離の積み重ね，または不慣れな重い靴での過度の歩行などに起因する可能性がある．前方コンパートメントがこわばり，筋膜が緊張して，筋との間に圧力が生じる．最終的に，圧力は血液供給を制限し，痛みの発生や機能の喪失を引き起こす可能性がある．急性期には安静が不可欠である．

足関節背屈筋に対する治療

　CTMロックを用いたSTR治療は，前方コンパートメントの硬い筋膜による圧力上昇を減少させるために効果的である．筋が硬く短縮している場合は，ロックの前に前脛骨筋を短縮させることが望ましい．近位指節間関節または補強された母指を使用し，筋の起始部に向かってCTMロックをかける．足関節の自動的背屈により深層筋が伸張される間，その位置でロックを保持する．

前脛骨筋に対する自動的 STR

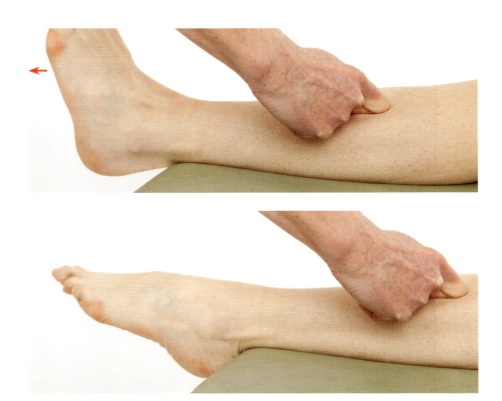

　下腿に対して足部から働きかける．脛骨の前脛骨筋の腱と他の伸筋腱を支帯（retinaculum）の下から分離するために指を使用する．STR は症状の悪化を最小限にして，問題を管理するだろう．重度の症例であっても，硬いコンパートメントが十分に早期に捕捉されれば，筋膜切開術の必要性が回避されうる．

7 ｜ 足部内反

　主要な筋：後脛骨筋，前脛骨筋，長趾屈筋，長母趾屈筋，長母趾伸筋．

　後脛骨筋は，内側アーチの平坦化を防ぐことによって前足部のポジショニングを維持し，制御するのを助ける．後脛骨筋の腱付着部は，内果と舟状骨の間で触知可能である．腱鞘炎は過度の使用により生じる可能性がある．

下腿外側
1. 足底筋
2. 腓腹筋（外側頭）
3. ヒラメ筋
4. 短腓骨筋
5. 踵骨腱（アキレス腱）
6. 前脛骨筋
7. 長腓骨筋
8. 長趾伸筋
9. 長母趾伸筋
10. 下伸筋支帯
11. 短母趾伸筋
12. 短趾伸筋

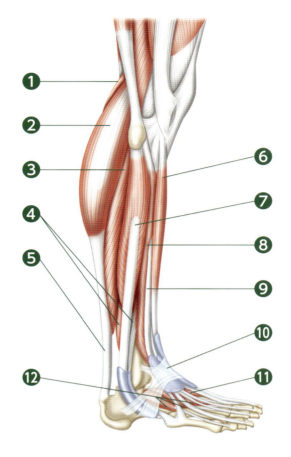

8 足部外転

主要な筋：長腓骨筋，短腓骨筋，第三腓骨筋（欠損している場合もある）．

　長腓骨筋は，内側アーチの維持を補助することによって，姿勢に関与する．短腓骨筋は，縦アーチの維持を補助する．腓骨筋は，不整地での足部安定性を制御するうえで重要な機能を有する．

足部内反筋と足部外反筋に対する治療

　患者を背臥位にし，外果部で長腓骨筋の下を引っ掛けてロックして，患者が足部を内反および背屈する間，ロックを維持する．次に，下腿外側に対して治療を行う．治療は側臥位でも効果的に行うことができる．

長腓骨筋に対する自動的 STR

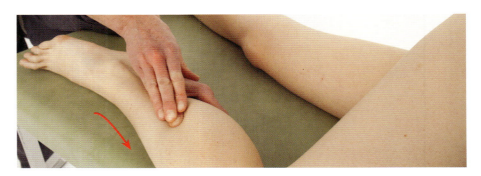

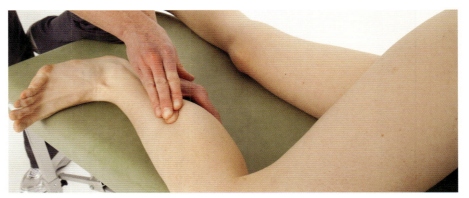

　短腓骨筋は足部外側に位置し，足関節内反捻挫では第一に考慮すべき筋である．

4. 足関節

　下腿と足部の一般的な治療は，足関節に関連する諸問題を理解したうえで捉えることが必要である．これらの筋に対する STR は，足関節の捻挫後の治療に非常に有効である．STR は足関節の強度を高めるため，一般的なリハビリテーションでの対応において，RICE（安静；rest，冷却；ice，圧迫；compression，挙上；elevation）の後に続いて直接的に用いることが可能である．また STR は，最初の損傷から数年経過していても，線維組織および筋出力の不均衡に起因する，脆弱性や不安定性を呈する難治性の足関節疾患にも有用である．内反捻挫は，もっとも一般的な足関節捻挫であり，前距腓靱帯，後距腓靱帯，踵腓靱帯，腓骨に影響を及ぼす．捻挫の後遺症として，伸筋腱鞘や伸筋支帯，靱帯内で癒着が起こることが多く，卵形の腫脹が残ることがある．このような場合には，外がえし筋や足関節背屈筋の働きとともに靱帯に対する STR が有用となる．ある部位で一次的な損傷があったとしても，均衡を回復する必要がある．また，腱と腱の間と同様に，靱帯に対してロックし，運動性（運動の自由度）を回復させるために，適切なストレッチを行うように患者に指導することが重要である．筋の作用に主要な運動と従属する運動があるように，背屈，底屈，外がえしおよび内がえしの複合運動は，腱が別々に機能することで円滑に運動を行うことができる．そのため，

外がえしと内がえしは、腱と腱、腱と支帯を分離することで良好な運動が可能となる。

また、足関節の可動性を制限する組織がリリースされ、関節の可動性が改善すると、筋力トレーニングや固有感覚の再教育を促すエクササイズがより効果的となり、修復を持続させることに役立つ。しかし、靱帯断裂や骨折のような重大な外傷の場合には、通常、治癒は遅くなる。腫脹、瘢痕組織、痛みおよび運動性の低下は、損傷や強制的な固定によって永続的になる。前述の通り、STRは足関節の運動性を取り戻し、腫脹を軽減するうえで非常に重要である。

伸筋支帯における伸筋腱に対するSTR

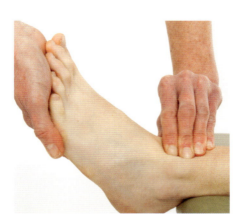
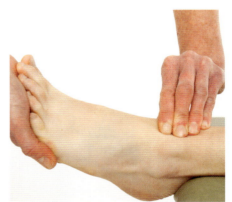

シンスプリント（脛骨過労性骨膜炎）

「シンスプリント」は下腿の慢性疼痛の総称である。シンスプリントは、前方や後方、時には外側コンパートメントに生じるが、より一般的には脛骨内側縁に生じる痛みを指す。これは、正確には「脛骨内側過労性症候群」と定義される。

脛骨内側縁に痛みがある場合、足関節底屈筋には特に注意が必要である。慢性的な問題は、多くの場合、ヒラメ筋、長趾屈筋、後脛骨筋によって引き起こされ、しばしば脛骨遠位1/3の部分に認められる。外傷は、筋の過緊張またはコンパートメント症候群、腱と骨の間の癒着、骨膜の炎症、疲労骨折に起因している。この状態に苦しんでいる多くの長距離ランナーには、過回内の矯正を補助する装具を処方すると良い。なぜなら、繰り返しスポーツを行うことによって、軽微な生体力学的欠陥が表出するからである。装具が必要であるかどうかにかかわらず、STRはシンスプリントの治療に不可欠な治療法である。STRは炎症の悪化を最小限にとどめながら、組織の癒着および緊張を軽減させる。

シンスプリントに対する治療

　痛みの部位がどこであったとしても，足部と下腿のコンパートメントすべてに対処することは，筋出力のバランスを回復させるために不可欠である．具体的には，浅後方コンパートメントがリリースされた後，深後方コンパートメントにアプローチする．母指または手指を脛骨の内側に滑らせてロックし，足関節を背屈する．

深後方コンパートメントに対する自動的 STR

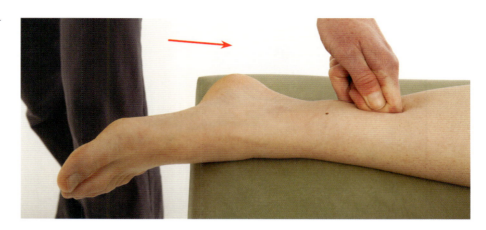

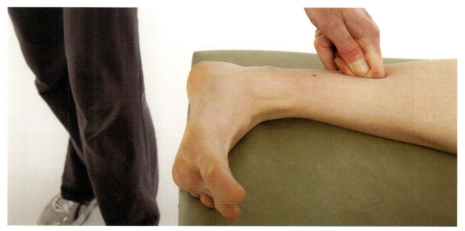

　その際，ひどい不快感があれば，疲労骨折の可能性がある．そのため，実際に炎症を起こした範囲ではなく，周囲のみに治療を行うことと，7秒間のテスト（13頁を参照）を実施することを忘れてはならない．深後方コンパートメントの腱付着部の硬結を緩和するためには，足部を徹底的に治療する必要がある．この治療は足部の筋出力バランスを回復させ，自然な肢位を回復させるためにも役立つ．

5. 足部

　足部は姿勢を維持するために重要な部位である．筋が強く柔軟性がある場合には，衝撃吸収性が高く，外傷のリスクを最小限に抑える．そして，軟部組織が強く柔軟性がある場合には，足部の制御と円滑な運動が可能となる．これは足部の効率的かつ正確な接地を促し，他の身体部位への影響を減少させる．静止立位時に足部のアーチは，主に足底の強い靱帯によって維持される．足底には，足部のアーチを支持し，足趾の運動を担う4層の内在筋が存在する．これらの筋は，足関節をまたぐ長い腱とともに運動中のアーチを維持する．結合組織の厚い層は，足部を保護するために筋と脂肪組織を覆っている．

　第1中足趾節関節（MTPJ）の捻挫であるターフトゥ（turf toe）のように，足趾には多くの外傷がある．前足部の痛みを主症状とする中足骨痛症や外反母趾，強直母趾は，中足趾節関節が過剰に動いたり可動性が制限されたりすることによって生じる．一度問題が診断されると，STRは不快感を軽減するうえでとても良い効果をもたらし，筋出力のバランスを回復させることによって，良好な足部の機構の形成に寄与することができる．またSTRは，外反母趾を矯正する外科的手術後に，外傷を受けた組織の回復の助けとなるためにも非常に有用である．

1 ▍ 足趾屈曲

　主要な筋：長趾屈筋，短趾屈筋，長母趾屈筋，短母趾屈筋，短小趾屈筋，骨間筋，足底方形筋，虫様筋．

足趾屈筋に対する治療

　深後方コンパートメントをリリースし（68頁を参照），足底筋にアプローチする．つまり，近位指節間関節でロックして，患者に足趾を伸展させる．

2 足趾伸展

主要な筋：長母趾伸筋，長趾伸筋，短趾伸筋，虫様筋，骨間筋．

足趾伸筋に対する治療

まず，前方コンパートメントをロックして，足関節底屈位にして伸張させることでアプローチする．そして，足背部の組織の治療を行う．まず，伸筋腱上，または伸筋腱間を滑走させ，その位置をロックし，足趾を屈曲させる．

足趾伸筋腱に対する他動的STR

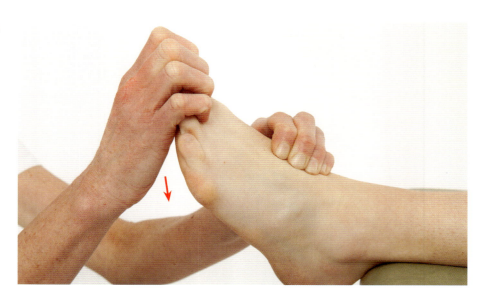

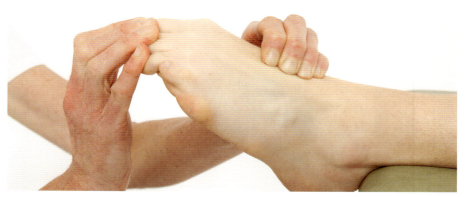

そして，腱をロックして足趾を屈曲したり，患者に足趾を屈曲させたりする．

3 足趾外転

主要な筋：母趾外転筋，小趾外転筋，背側骨間筋．

足底から見た足部（表層筋）
1. 小趾外転筋
2. 母趾外転筋
3. 短趾屈筋

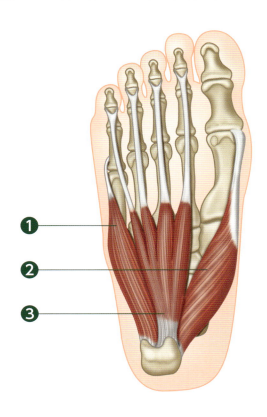

4 足趾内転

主要な筋：母趾内転筋，底側骨間筋．

5 足底筋膜炎

　足底腱膜または足底筋膜は，足底筋を覆う足部の基部にある組織の非常に厚い線維帯であり，足部の縦アーチを維持するうえで不可欠である．下腿外側部の筋力低下による過回内によって，足底筋膜は損傷しやすくなり，筋膜に肥厚や炎症が起こる．足部の基部における一般的な緊張と同様に，その踵骨の付着部における内側の痛みは，この状態でよく認められる．

足底筋膜は体重で骨が下がらないように，足部のアーチを引き上げて維持する助けとなる
1. 底側踵舟（スプリング）靱帯
2. 短足底靱帯
3. 長足底靱帯
4. 足底筋膜

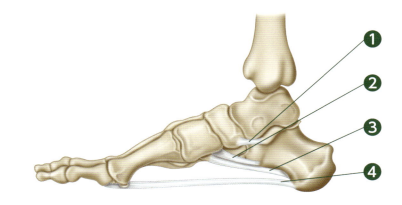

足底筋膜炎に対する治療

　足底筋膜の問題では，下腿後面，アキレス腱，足底筋を治療することが重要である．足底筋膜に問題がある場合は，通常，軟部組織による制限がある．足趾が伸展位を呈している場合には，CTMロックを推奨する．強力なロックを維持できるように，積極的な対応が不可欠である．そのため，強い近位指節間関節を用いた治療は役立つ手段となる．

足底筋膜に対する自動的 STR

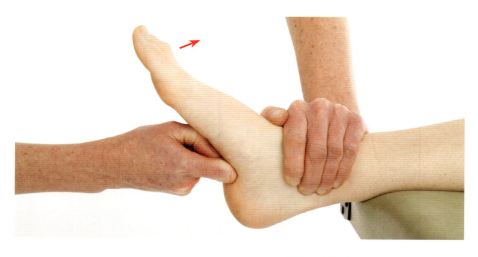

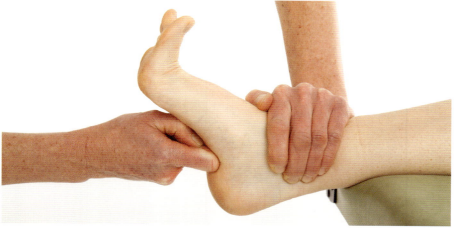

第4章

頸部と体幹

1. 脊柱

　脊柱は頸椎（7），胸椎（12），腰椎（5），仙骨（5），尾骨（4）の33個の椎骨からなる．椎骨間では小さな運動が生じるだけであるが，小さな運動が組み合わさることで脊柱全体の運動を促進する．椎骨の間には椎間円板があり，脊柱の全高の約1/3を構成する．脊柱は強い靱帯と筋によって，立位姿勢を保持している．脊柱は3つの生理的弯曲があり（仙骨を含む場合は4つ），椎間円板とともに衝撃を吸収している．柔軟で強い筋は，椎間円板の水分含有量を増加させ，生理的弯曲の効率的な維持を可能にする．

　正しい姿勢を保つことで損傷の可能性を減らすことができるにもかかわらず，多くの人が人生のある時点で腰痛に悩まされることになる．良い姿勢は，姿勢を保持する筋に最小限の緊張を与える．身体が基本中立姿勢から動揺している場合，その動きは遠心性の筋収縮によって中和される．不良姿勢が続くと，身体の適応応答として，筋力の不均衡と機能不全を引き起こし，筋力の低下，神経根症状，疼痛が現れる．不良姿勢は長年にわたって進行していき，緊張と不均衡により椎間板ヘルニアを引き起こすまで問題を認識しないことがある．

　骨盤の肢位は，股関節屈筋および股関節伸筋と同様に，腹筋と脊柱起立筋の影響を受ける．腰椎前弯の増強は，股関節屈筋および脊柱起立筋の短縮，腹筋の筋力低下，代償性の胸椎後弯を引き起こすだろう．体幹側屈筋は，側方の不安定に関して評価する必要がある．セラピストは，腰背部痛のどのような症状でも，股関節と拮抗筋を系統的に治療する必要がある．姿勢にはさまざまなストレスがあり，セラピストは脚長差などの構造的な問題や，長時間の運転，デスクワークなどの職業的要因が関与している可能性があることを考えなければならない．スポーツが原因であれば，長距離のサイクリングやゴルフ，テニスなどの身体の一側に対する過負荷や反復が問題となる可能性がある．可能であれば，問題の根本を解決し変えていく必要がある．背部のメンテナンスマッサージは非常に貴重である．正しい姿勢はまだ一般的にはあまり理解されていないので，治療後に，柔軟性，ストレッチング，筋力増強運動とともに姿勢を認識することを議論すべきである〔「付録2」（145頁）を参照〕．

神経学的障害または急性症状を呈した場合，医師の診断が重要である．防御性スパズムおよび重度の炎症が存在する場合には，軟部組織リリース（soft tissue release：STR）は，最初の治療として適切ではないだろう．STRは重量物の上げ下げ，坐骨神経，椎間板や変性状態を起因とする外傷に対して，軟部組織を強く，しなやかでバランスのとれた状態にする治療効果がある．STRの導入のタイミングは，もっとも治療の効果が得られるように慎重に検討すべきである．STRは運動パターンを改善し，神経根刺激症状を緩和するのに役立つだろう．

1 体幹伸展

主要な筋：脊柱起立筋（腸肋筋，最長筋，棘筋），腰方形筋，内棘筋，多裂筋，半棘筋，大殿筋（屈曲位から）．

体幹伸展は，両側の3つの脊柱起立筋の収縮によって起こる．腸肋筋（外側層）は，脊柱に沿って付着している．最長筋（中間層）と棘筋（内側層）は，

背部の深層筋
1. 頭半棘筋
2. 頭板状筋
3. 頸半棘筋
4. 棘筋
5. 胸最長筋
6. 上後鋸筋
7. 胸腸肋筋
8. 下後鋸筋
9. 腰方形筋
10. 胸腰筋膜（深層）

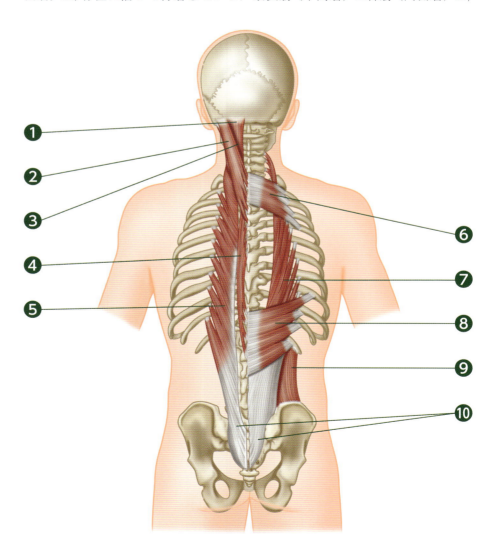

頭蓋骨，頸椎，胸椎に付着する．脊柱起立筋は，体幹側屈時に非荷重側への骨盤落下を防ぐなどの制御をするために，常に多くの筋収縮を起こしている．また，脊柱起立筋は，第二次弯曲を維持するうえで重要である．

横突棘筋は脊柱起立筋の深部に見られる．もっとも表層のものから順に，半棘筋，多裂筋，回旋筋，棘間筋である．棘間筋は1つまたは2つの椎骨に付着する．

2 体幹側屈

主要な筋：腰方形筋，脊柱起立筋，横突間筋，外腹斜筋，内腹斜筋，腹直筋，多裂筋．

体幹側屈は，側屈している側の筋の収縮によって起こる．片足立ちでは，腰方形筋は非荷重側に作用し，骨盤が下方に傾くことを防ぐ．また，横隔膜の起始部を固定することにより，強制呼気中の第12肋骨を安定させる．腰方形筋の両側の筋収縮は，腰椎伸展と安定性を担う．

3 体幹回旋

主要な筋：外腹斜筋，内腹斜筋，多裂筋，回旋筋，半棘筋．

体幹回旋は，回旋側の内腹斜筋と反対側の外腹斜筋の収縮によって起こる．外腹斜筋は表層筋であり，起始部は前鋸筋と筋連結している．内腹斜筋は対角線方向へ反対に走行する．

4 体幹の筋膜

体幹は他の部位と同様に，表層筋膜と深層筋膜で覆われている．頸部の深層筋膜は，筋を包み込むように厚くて強く，体幹と肩甲帯と上肢の筋を支え連結させる．腰背部には胸腰筋膜として知られている特殊な深い筋層がある．胸腰筋膜は下部胸郭，腰椎および仙骨領域に位置する3つの層から構成されている．後層は，脊柱起立筋より起こり，部分的に広背筋に付着している．中間層は，脊柱起立筋と腰方形筋の間に位置する．前層は，腰方形筋の前方に位置する．胸腰筋膜の3層は，すべて脊柱起立筋の外側に収束し，腹横筋および内腹斜筋の起始部を形成するように付着している．

結合組織マッサージ（connective tissue massage：CTM）ロック（訳注：圧迫して保持する）は，筋が完全に分離することを確実にするうえで非常に有益である．特に腰部筋は非常に強いので，ロックの質はリリースをするためにもきわめて重要である．

腹部の深層筋膜は，胸部や腹部の伸張を可能にするために薄く弾力性がある．下腹部は外腹斜筋の腱膜と膜組織からなる．

体幹伸筋，体幹側屈筋，体幹回旋筋に対する治療

患者を側臥位にして，脊柱に近い仙腸関節のすぐ上で補強されたロックを行い，次に患者に骨盤後傾運動の方法を指導する．ロックの圧迫はやや頭側に向ける．骨盤後傾は小さな筋の伸張をもたらすが，動きが制御されており正確である．

脊柱起立筋に対する骨盤後傾を用いた自動的STR

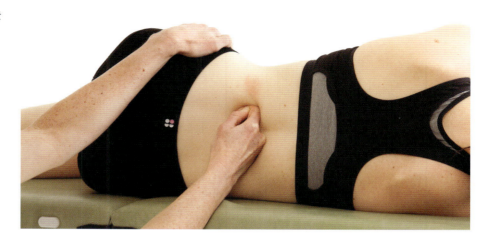

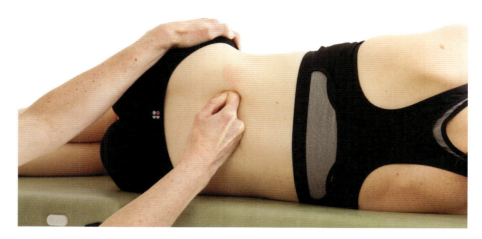

体幹屈曲を用いることは可能であるが，ロックをし続けるには体幹屈曲を用いると負荷がかかりすぎることがある．ロックを加えて，腰部全体を上方に移動させる．そして，元に戻り，最初のロックより横の部位をさらに治療する．仙腸関節の治療には，2つまたは3つのCTMロックと，骨盤傾斜，体幹屈曲，股関節屈曲のいずれかを用いる．腰方形筋の場合は，一方の母指と他方の母指を合わせて，脊柱起立筋の深部，胸郭と骨盤との間の筋間溝に押し込む．患者に股関節伸展・内転，肩関節外転運動をさせながら，このロックの圧力を維持する．

腰方形筋に対する自動的 STR

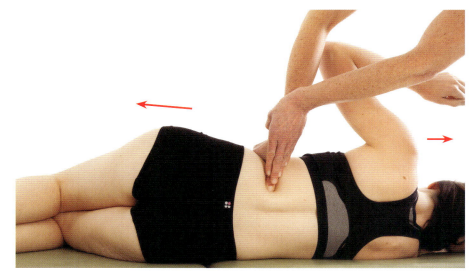

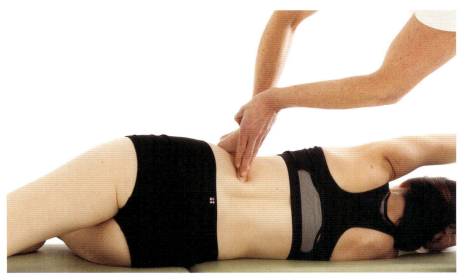

　脊柱起立筋に対する治療は，骨盤の動きによるストレッチの影響を受けていない領域に達するまで続けることができる．前述の方法は，通常，腰部周辺に限って有効である．上背部でさらに脊柱起立筋をリリースするために，患者が体幹を屈曲してロックすることが必要である．患者に体幹を屈曲するか，ロックに対して後方に押し込むように指示する．

脊柱起立筋（胸部）に対する自動的 STR．胸部をロックして，患者に胸部を屈曲させる

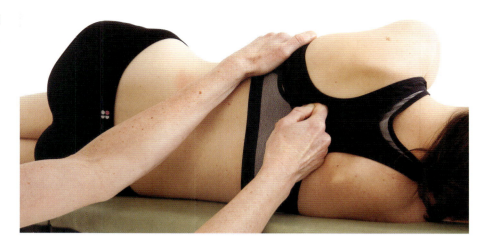

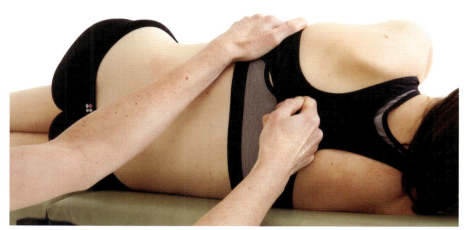

肘を用いた脊柱起立筋（胸部）に対する自動的 STR

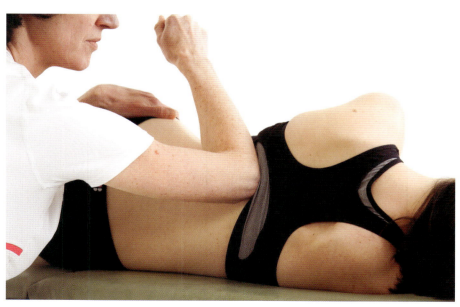

この場合の圧力の方向は，体幹基部に向けるほうが良い．

STRが有用である場合がある．体重負荷STRは，患者を起立させて，壁または治療台をつかんで支持させながらCTMロックを行い，患者に体幹を屈曲または側屈するよう指示する．もう一つの有用な姿勢は，四つ這い位である．ロックを脊柱起立筋の両側に行い，患者に脊柱後弯（angry cat：怒った猫の背中）をさせて背部をストレッチさせ，患者が最初の四つ這い位に戻るときにロックを解除する．

体重負荷した四つ這い位での脊柱起立筋に対するSTR

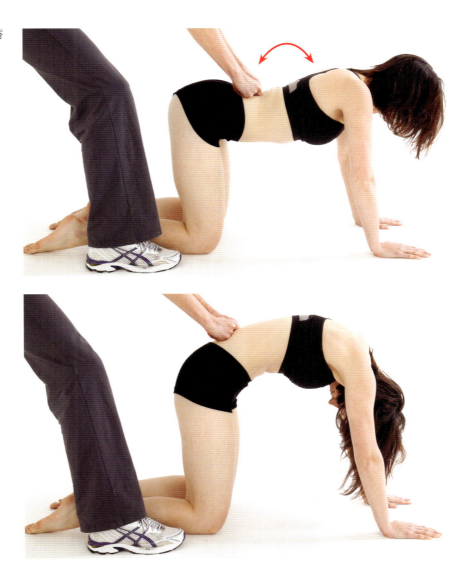

座位でのSTRも多くの人にとって有効な方法である．筋は緊張しているので，伸筋の治療をするよりも，胸腰部筋膜の最表層を治療することが推奨される．CTMロックを用いて，患者の骨盤前部を固定し，患者に体幹を側屈または屈曲するよう指示すると，筋膜リリースにより重度の筋短縮が緩和される．

座位での脊柱起立筋に対するSTR

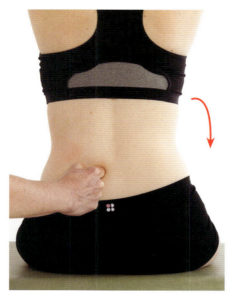
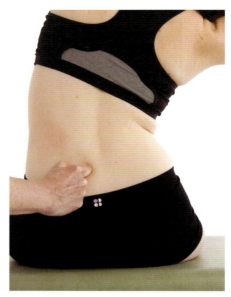

　患者の治療側の腕を挙上させることにより，広背筋がストレッチされ，STRによる治療効果を高めることができる．座位姿勢で腰方形筋を治療する場合は，患者に体幹を側屈させる．

座位での腰方形筋に対するSTR

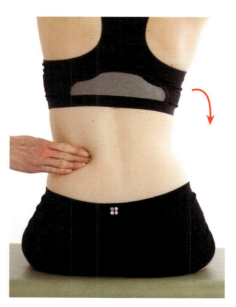
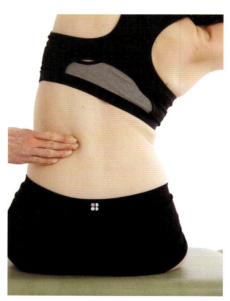

　胸部では，正しい動きのパターンを取り戻すために，回旋運動を使用することが重要である．治療者の肘をやさしく使い，患者に同側に回旋するように指示することで，胸半棘筋，肩甲帯の筋はリリースされる．また，多裂筋では筋間溝の深部をロックして，患者に治療側と同側の回旋運動を行うように指示する．

5 体幹屈曲

主要な筋：腹直筋，外腹斜筋，内腹斜筋，大腰筋，小腰筋．

腹筋
1. 前腹直筋鞘下の腹直筋
2. 外腹斜筋（筋部）
3. 外腹斜筋（筋膜部）
4. 内腹斜筋
5. 後腹直筋鞘
6. 白線
7. 腹横筋
8. 腹直筋
9. 前腹直筋鞘

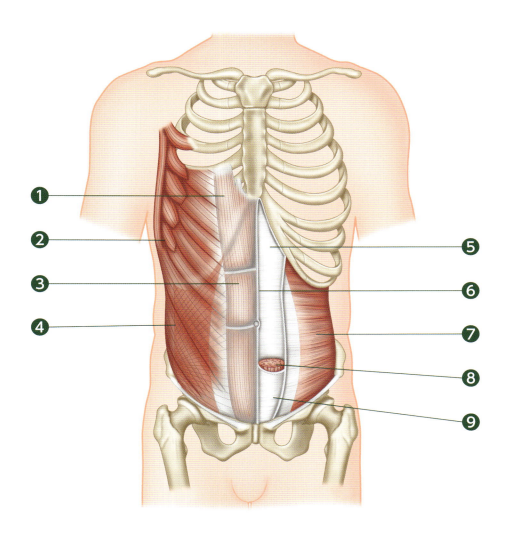

　体幹屈曲は，脊柱の両側で筋が求心性収縮することによって生じる．体幹屈筋は骨盤の傾きや腰椎弯曲を修正しながら，骨盤の肢位に影響を与えている．腹筋は，骨盤，恥骨結合部，腹壁内の筋に付着し筋膜となる．筋膜の肥厚は不良姿勢で起こり，さらなる姿勢の不均衡や筋力低下を招くことがある．体幹屈筋が弱い場合には，骨盤が前傾し，股関節屈筋および体幹伸筋が体幹屈筋に対して過緊張になり，過剰な腰椎前弯となる．腹筋の強さを取り戻すためには，腹筋を個々に強化する必要がある．

体幹屈曲筋，体幹回旋筋に対する治療

　腹直筋の治療は，背臥位で恥骨の起始部からCTMロックを用いて行う．そして，患者に最小限に体幹を側屈するように指示する．次に，患者が体幹側屈する際に，一側の腹直筋の外側縁をフックする（訳注：ひっかける）．

停止部の近くで慎重にロックに角度をつけて，恥骨からの損傷を避けるようにする〔腸腰筋の治療については，「股関節屈筋に対する治療」（44頁）を参照〕．外腹斜筋と内腹斜筋は，患者が体幹側屈するときに圧力を加えることによって，同様の方法で治療することができる．代わりに，側臥位で体幹回旋を用いると，リリースに適切なストレッチが得られる．ロックは運動する部位から離れて加える必要がある．ロックの圧力は，表層のCTMロックを生み出すために角度をつける必要がある．

腹直筋または腹斜筋に対処する際に，座位で治療することは，より広い範囲に動きを加えることができる優れた方法である．手掌全体や柔らかいこぶし（基節骨部）で筋の広範囲をロックし，患者に反対側に体幹を側屈するよう指示する．内腹斜筋のリリースは，ロックをして，患者に反対側に体幹回旋をさせてストレッチをする．外腹斜筋のリリースは，ロックをして，患者に同側に体幹回旋をさせてストレッチをする．

腹斜筋に対するSTR

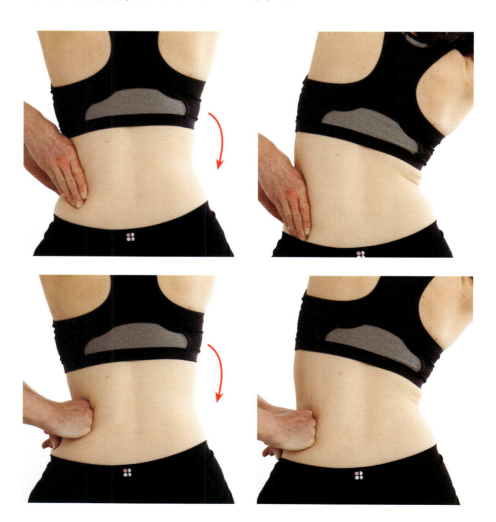

6 | 腹圧

主要な筋：腹横筋，外腹斜筋，内腹斜筋，腹直筋．

これらの筋は腹圧を高め，骨盤，腹部および内臓に対して筋の支持を行う．

7 | 呼気筋

主要な筋：横隔膜，外肋間筋，肋骨挙筋，上後鋸筋，小胸筋，胸鎖乳突筋（SCM）．

8 | 吸気筋

主要な筋：腹横筋，小胸筋，胸横筋，内肋間筋，外腹斜筋，内腹斜筋，広背筋，腰方形筋．

9 | 横隔膜

横隔膜は，胸腔および腹腔を隔てる大きな筋の膜である．収縮すると下方に引き込まれ，その後の圧力の変化により吸気となる．横隔膜が弛緩すると，始めの位置に戻り呼気となる．中程度または最大努力の運動時のような強制呼気中には，呼気筋はより迅速に二酸化炭素を排出させることに関与するようになる．収縮することで腹圧が上昇し，横隔膜がより迅速に押し上げられ，より速く二酸化炭素を排出する．腹横筋（腹部筋の深層）はもっとも強力な呼吸筋である．内肋間筋と外肋間筋は肋骨間にあり，呼気時には肋骨を引き下げ，吸気時には肋骨を引き上げる役割がある．

呼吸筋に対する治療

呼吸筋の治療は，呼吸困難に苦しんでいる人にとって有益である．STRは喘息患者に明確な影響を与える．運動をしている人は，胸部が軽く楽になるので呼吸法を改善することができる．

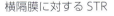
横隔膜に対するSTR

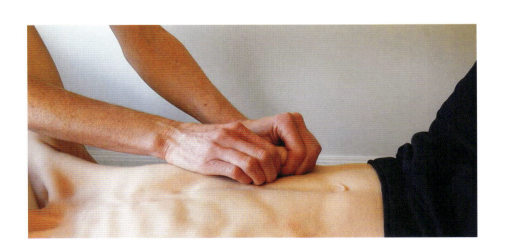

肋骨間で肋間筋をロックする

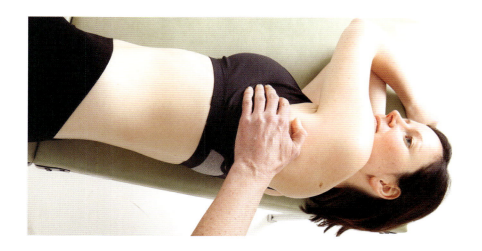

　患者には背臥位で，膝と腰を曲げた姿勢で安静にしてもらう．患者がゆっくりと吸気をしている間に，下部肋骨付近にある横隔膜を指先で触れ，その位置を保持したまま吸気を終える．吸気終了後も圧力を維持して，ゆっくり呼気をするように患者に指示する．呼気終了後に，圧力をリリースする．肋間筋の場合には，側臥位が肋骨を露出させるのに良い．肋骨間にロックし，圧力を保持し，患者に呼吸を促す．外肋間筋はもっとも表層にあるため，この技法はより直接的なものとなる．

2. 頸部

　一般的に頸部屈筋は，重力に抗して重い頭部を直立位に保持しなければならない頸部伸筋よりも弱い．頸部伸筋は，姿勢保持のために等尺性および遠心性に収縮して絶えず緊張している．不良姿勢は，例えば，座位，長時間の書字，天井の塗装，もしくはサイクリングなどのスポーツにおいて，特に反復的な動作や姿勢において起こりやすい．軟部組織は，待機状態および不均衡状態が続くと，微細損傷や緊張した状態になる．無理に頭部を前方突出すると頸椎のカーブが増大する．問題は運動制限，頭痛，めまい，耳鳴り，筋痛，関節痛，神経痛として現れる．必ずしも筋に原因があるとは限らず，椎骨動脈と神経のインピンジメントが起こりうる．もし筋に原因があると断定できないめまいや痛みを患者が訴えている場合には，医師の診察を受ける必要がある．

　特定の運動を制動するのと同じように，頭部のバランスと安定性を維持するために，小さな頸部筋が多くかかわっている．それらの筋は触察できないので，本書では議論されない．広頸筋は，もっとも表層にある頸部前面の筋で，皮膚などに付着する薄くて平らな筋である．

頸部
1. 頭板状筋
2. 僧帽筋
3. 胸鎖乳突筋
4. 側頭筋
5. 咬筋（深層）
6. 大頬骨筋
7. 咬筋（表層）

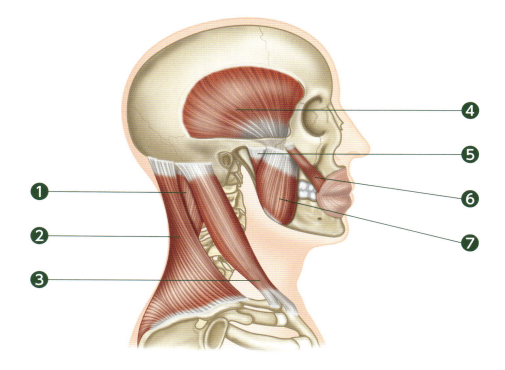

　座位でのSTRは評価と治療を始めるのに良い方法で，一般的に頸部屈筋は，頭部と頸部が前方突出している場合に対処する．さらに，動筋と拮抗筋を順序よく働かせることで，慢性的な頸部の緊張や緊張型頭痛（tension-type headache：TTH）のような副次的反応を改善させる．これは良い姿勢を回復させ，機能的能力を向上させる．

　可動性が極度に大きいために頸部は外傷性傷害に脆弱であり，その一例はむちうち症である．そのような外傷では靱帯損傷が生じ，頸部筋に極度の緊張が生じる．頸部筋が極度に緊張することは，急激な動きから頭部を保護する激しい反射筋収縮によるものである．医学的スクリーニングの結果が納得できるものであるなら，STRは欠くことのできない治療法である．脊椎症など変性疾患に対してもSTRは効果を示す．自動的STRは，患者が快適に動かせる可動域を保証する．動きと姿勢が改善することで，椎間関節と椎間板の圧力は減少する．

1 頸部屈曲

　主要な筋： 胸鎖乳突筋，前斜角筋，頸長筋（頸部屈曲）；頭長筋，胸鎖乳突筋（頭頸部屈曲）；前頭直筋（頭部屈曲と環椎後頭関節の安定化）．

2 頸部側屈

　主要な筋： 前斜角筋，中斜角筋，後斜角筋，頭板状筋，肩甲挙筋，胸鎖乳突筋（頸部側屈）；胸鎖乳突筋，頭板状筋，僧帽筋，脊柱起立筋（頭頸部側屈）；

外側頭直筋（頭部側屈）．

　胸鎖乳突筋は，両側が収縮すると頸部屈曲，一側が収縮すると同側への側屈または反対側への回旋が起こる．胸鎖乳突筋は頭部と頸部を固定すると，鎖骨と胸骨を引き上げて吸気を助ける．斜角筋は，両側が収縮すると頸部屈曲，一側が収縮すると同側への側屈を補助する．腕神経叢は前斜角筋と中斜角筋との間（斜角筋間溝）を走行する．

頸部屈筋および頸部側屈筋に対する治療
　患者を背臥位にして，一方の手で頭部を支え，もう一方の手で胸鎖乳突筋をやさしくつかむ．この状態で，患者に頸部を伸展するよう指示する．

胸鎖乳突筋に対する自動的STR

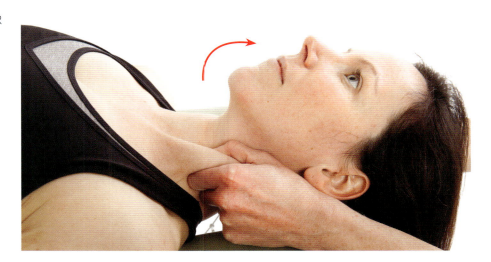

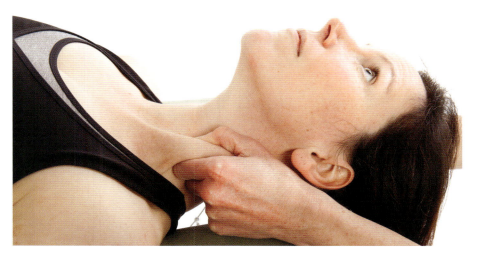

あるいは，胸鎖乳突筋をやさしくつかんで，このロックした状態で他動的に頸部を側屈する．または，胸鎖乳突筋がストレッチされるように，患者に同側へ頸部を回旋させる．急速に動かさないことが非常に重要である．この領域が特に硬結している場合は，筋の一側に同時に力を加える．筋の起始部をロックして，鎖骨頭（線維）と胸骨頭（線維）の緊張が緩むポイントを探す．頭蓋骨上にある胸鎖乳突筋の付着部への STR が必要で，筋膜肥厚が明らかな部分への CTM ロックは，高い確率で有効と証明されている．骨上以外で近位指節間関節（knuckle）を使うとロックに効果的であるが，慎重に移動させる必要がある．斜角筋は吸気を補助するので，呼吸に合わせて実施することは，患者をリラックスさせるだけでなく，リリースに直接的に役立つ．斜角筋は，吸気中に同側へ頸部を側屈させる．次に，ロックしている状態で，呼気中に反対側へ頭部を側屈させる．前斜角筋は胸鎖乳突筋の真横，中斜角筋は鎖骨中央部，後斜角筋は鎖骨肩峰端のそれぞれ鎖骨に触れない部位でロックする．この頸部の領域は非常に敏感なので，治療は常にゆっくり進める必要がある．

後斜角筋に対する他動的 STR

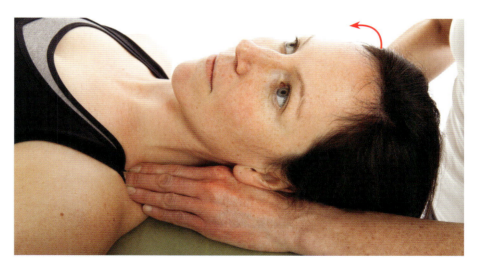

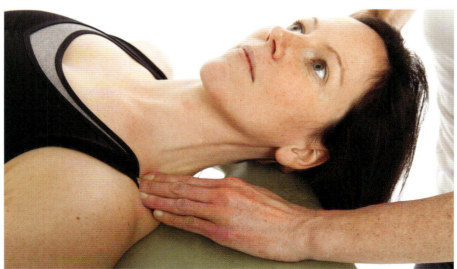

3 頸部伸展

主要な筋：肩甲挙筋，頸板状筋（頸部伸展）；僧帽筋，頭板状筋，脊柱起立筋（頭頸部伸展）；大後頭直筋，小後頭直筋，上頭斜筋（頭部伸展）．

4 頸部回旋

主要な筋：頸半棘筋，多裂筋，前斜角筋，頸板状筋（頸部回旋）；頭板状筋，胸鎖乳突筋（頭頸部回旋）；下頭斜筋，大後頭直筋（頭部回旋）．

背部および頸部の深層筋
1. 頭半棘筋
2. 頭板状筋
3. 頸半棘筋
4. 肩甲挙筋
5. 小菱形筋
6. 大菱形筋
7. 棘筋
8. 胸最長筋
9. 頸板状筋
10. 胸腸肋筋
11. 広背筋

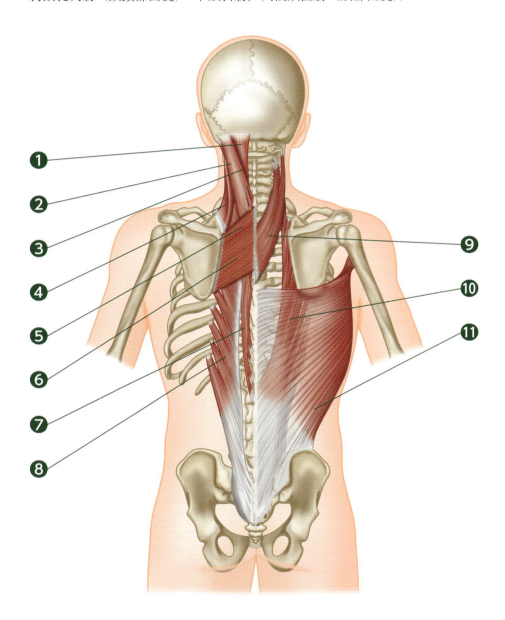

頸部伸筋および頸部回旋筋に対する治療

　この領域には主に2つの治療方法がある．1つ目は，患者を背臥位にして，頸部を屈曲・側屈・回旋させるとき，一方の手で頭部を支え，もう一方の手で頸部伸筋をロックする．そして，頸部後面と側面全体の表層を順々にリリースする．効果的な治療結果を得るためには，最小限の動きしか必要ないことが多い．僧帽筋と胸鎖乳突筋の間，板状筋と肩甲挙筋の間で硬結がよく起こる．これらの筋は，患者に頸部を反対側へ側屈または頭部を屈曲させたときに，胸鎖乳突筋の側方に深くロックすることによって触察できる．

頭板状筋に対する自動的STR

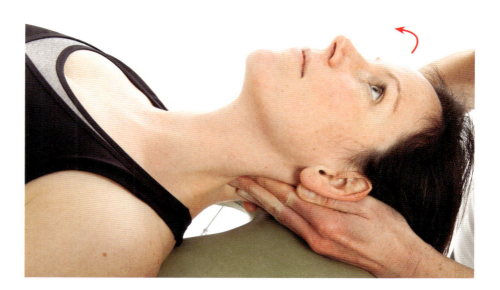

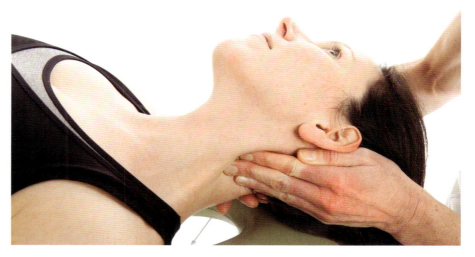

　僧帽筋上部線維は，頸部を屈曲または反対側へ側屈させると，中指を添えた示指によって確認できる．深層伸筋は，顎を引いたときにストレッチされる．

　患者が顎を引いたときに，後頭下筋にCTMロックを行う．

頸部伸筋に対する自動的 STR

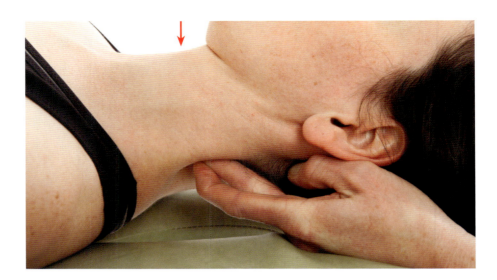

後頭下筋に対する自動的 STR

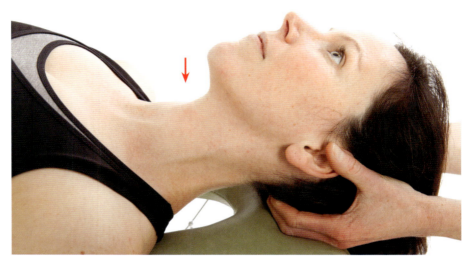

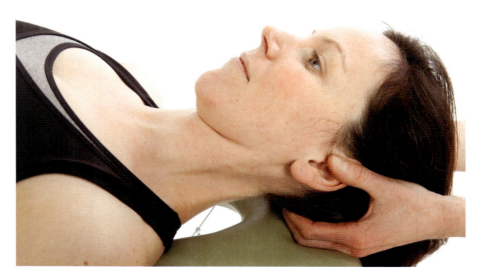

2つ目は，座位姿勢において，セラピストが特定のロックを行うとき，患者は頸部側屈・屈曲・回旋のさまざまな動きを行う．この方法は，患者がストレッチを意識するために非常に効果的な方法である．

僧帽筋上部線維に対するSTR

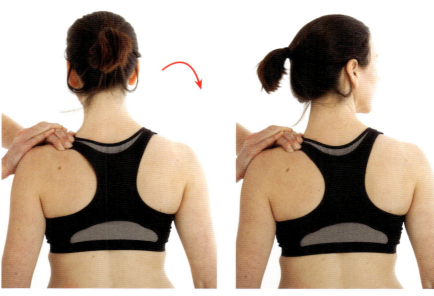

肘による僧帽筋上部線維に対するSTR

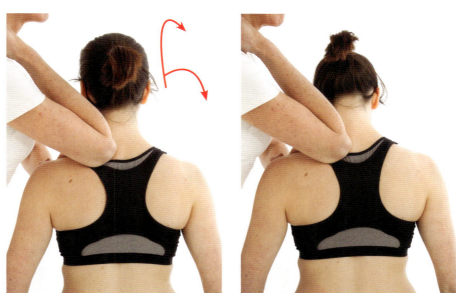

徐々に正確に圧力を加えることが重要で，そうしなければ動きにくくなる．僧帽筋と肩甲挙筋は，この方法でとても効果的に治療できる．肩甲挙筋の停止部は，肩甲骨内側縁に向かって僧帽筋前部線維の下の丸みを確認する．次に，患者に頸部を側屈・屈曲させる．

5 顎関節（TMJ）

　顎関節に関する主要な3つの筋は，側頭筋，咬筋，翼突筋である．この領域には，一般的な痛み，運動制限または非対称の動き，クリック音の問題がある．機能障害は外傷，例えば，むちうち症または身体を接触させるスポーツ（contact sport）における直接的な衝突で起こる．硬結は，顎の骨折や歯の欠損，長時間強制的に開口する規模の大きい口腔外科手術後に起こる可能性がある．一側で咀嚼したり，歯を噛み締めたりすると，過用によって障害が発生し，痛みや頭痛が生じることがある．

顎関節
1. 側頭筋
2. 咬筋
3. 外側翼突筋（上頭）
4. 外側翼突筋（下頭）
5. 内側翼突筋

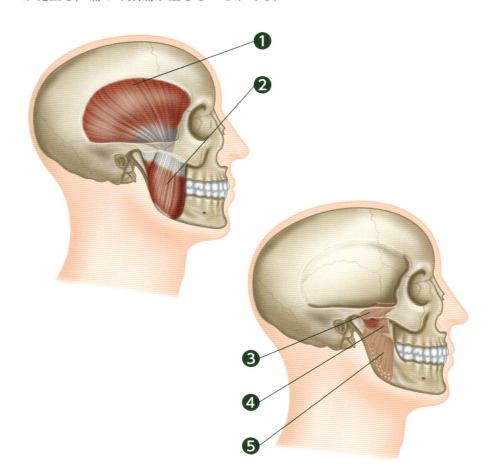

顎関節に対する治療

　この領域の問題では，専門医，特に噛む動作の診察をする歯科医師の助言を求める必要がある．STRの治療は，はじめに頸部に対する一般的な治療を行うべきである．顎関節を動かす筋へのSTRは，痛みを軽減させ，誤った動きのパターンの再教育に役立つ．歯科医師はしばしば下顎が開いたときに舌を口蓋につけさせるなどの一連の運動を提案することがある．

　側頭筋に対してCTMロックを行い，患者に口を開けるように指示する．

側頭筋に対する自動的 STR

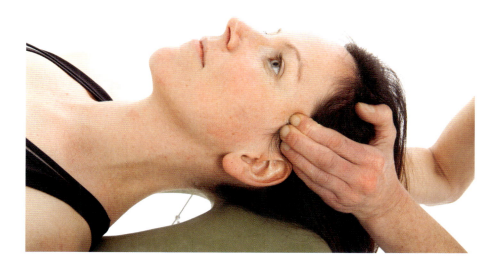

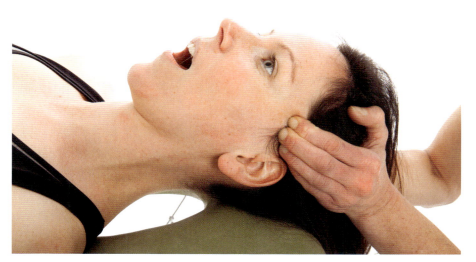

　その後，咬筋をロックして，再び患者に口を開けるように指示する．示指に中指を添えて補強して，より深く，翼状突起を標的に顎関節に近づける．はじめに両側を同時に治療する．口がどのくらい開いているかを注意深く観察し，触察するときのずれに注意する．さらに特定の STR については，一度に一側のみをロックするが，治療が過度にならないように注意する．

第5章
上肢

1. 肩甲帯

　肩甲骨は胸郭，胸椎，頸部，頭部に付着する強力な筋群のなかにぴったりと埋め込まれている．肩甲骨の唯一の骨の連結は，鎖骨を経由した胸骨である．この配列により，肩甲帯が肩の運動を安定させ，肩関節の可動性を促すことになる．

　この部位に生じた筋出力の不均衡により，姿勢の問題，肩の運動障害，疼痛が生じる．例えば，僧帽筋上部線維の過用による損傷など，単一筋のある一部の機能不全によって，肩甲帯の全体的なバランスが変わることがある．僧帽筋上部線維に重度の短縮や緊張があると肩甲帯は挙上し，この運動に対抗する下部線維が伸張されて活動が抑制される．ここで一般的にみられる体幹の障害は，過剰な胸椎後弯（thoracic kyphosis）である．この状態になると，肩甲帯の前方突出筋は過緊張の傾向を示し，肩関節を前方に引っ張るように作用する．肩甲帯の後退筋と体幹の伸展筋の活動が抑制される．多くの活動はこの状態を進行させる．例えば，コンピューターに向き合って仕事をするときには，体幹の垂直姿勢が強制される．肩甲帯の後退筋と脊柱起立筋が緊張して，前方突出筋の活動が抑制されるようになる．

　胸鎖関節と肩鎖関節は，特に転倒で損傷しやすく，肩鎖関節はより頻度が高い．この部位が損傷されると，将来的には過剰な運動性や不安定性，筋力低下といった問題につながりやすい．これらの関節周囲への軟部組織リリース（soft tissue release：STR）は筋線維の癒着を破壊し，慢性的な筋力低下の進行を遅らせて治癒を助長する．過用から生じる個々の退行性の状態を生じさせるリスクを最小限にするために，関節周囲の働きを維持することは，重い物を持ち上げる人や，投球動作にかかわる人に有利となる．

1 ┃ 肩甲帯の後退

　主要な筋：大菱形筋，小菱形筋，僧帽筋中部線維．

　菱形筋と僧帽筋は，肩の後退を生じさせるために協働する．また，僧帽筋は肩甲骨の上方回旋を補助し，菱形筋は肩甲骨の下方回旋を補助する．菱形筋と僧帽筋はどちらも，肩関節内転・外転時に肩甲骨を安定させるうえで重要である．僧帽筋は多くの機能をもっているので，あらゆる上肢の全般的な

背中と肩の表層筋
1. 棘下筋
2. 広背筋
3. 僧帽筋
4. 三角筋後部線維
5. 大円筋
6. 外腹斜筋
7. 上後腸骨棘

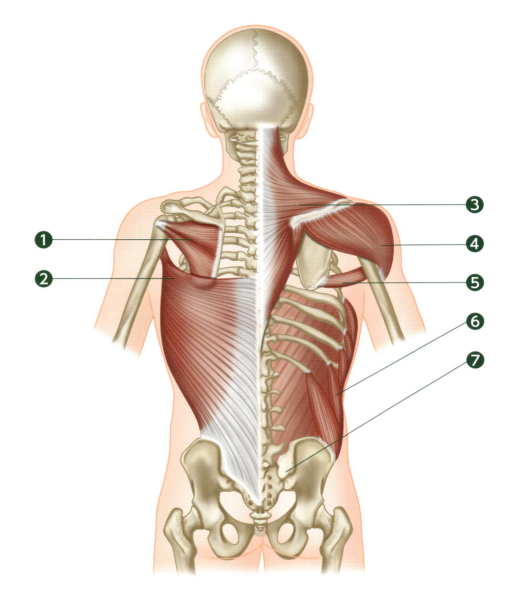

活動において，欠くことができない役割を担う．

肩甲帯後退筋に対する治療

　患者を腹臥位にして，圧迫を加えながら僧帽筋下部線維から中部線維に働きかける．脊柱から少し離れた部位をロックする（訳注：圧迫して保持する）とともに，肩甲骨の脊柱上にある付着部と筋の外側縁から離れた部位を確認する．肩甲骨を前方突出させるために，患者に肩を治療台に押しつけるよう指示する．僧帽筋が柔軟になれば菱形筋に進む．筋の十分な柔軟性と肩関節の可動域が得られたら，患者の腕は背中におきながら，肩の前部を支えてその部分を下方回旋させる．これは肩甲骨下角を上方に引き上げるので，筋の垂直な部位に沿っていくと，菱形筋の付着部を容易に確認できるはずである．

菱形筋に対する自動的 STR

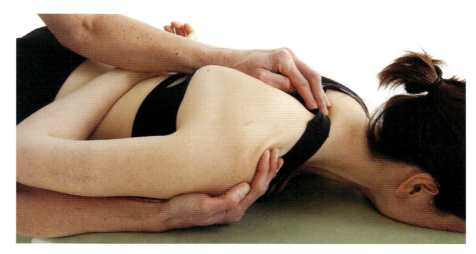

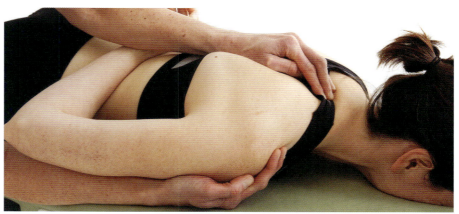

　脊柱の付着部近くへの圧迫も，うまく行わなければならない．新しいロックが実施されるたびに，患者は支えられている手に肩を押しつけることで，自動的に前方突出する．

僧帽筋中部線維に対する STR

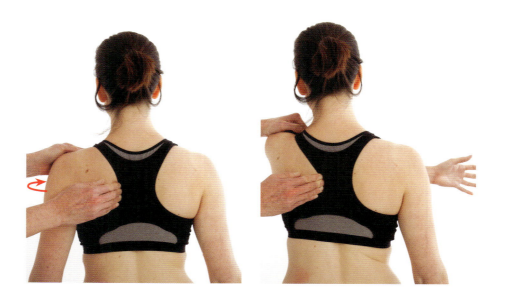

菱形筋と僧帽筋は，座位姿勢から他動的または自動的STRを使うことによって，効果的に治療目標の対象とすることができる．

2 肩甲帯の挙上

主要な筋：僧帽筋上部線維と肩甲挙筋．

肩甲挙筋は，両側が収縮すると，僧帽筋と協働して肩の挙上を促通するとともに，頸椎を伸展させる．一側が収縮すると，頸椎を側屈させる．また，肩甲骨を下方回旋させるのを補助する．

肩甲帯挙上筋に対する治療

患者は腹臥位となり，セラピストは一方の手で肩の前面を下から支え，他方の手で僧帽筋上部線維の上方からフックする（訳注：ひっかける）．そして，ロックしながら，支えている手で肩を押し下げる．

僧帽筋上部線維に対する他動的STR

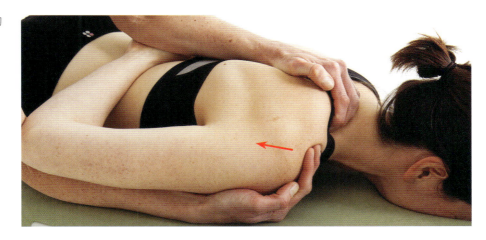

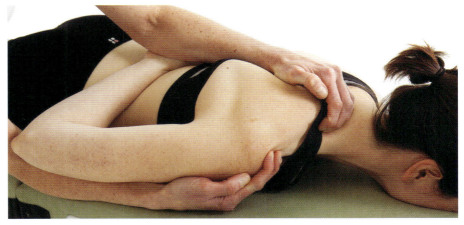

セラピストは患者の頭部側から働きかける．僧帽筋上部線維を治療の対象として，他方の手で肩を包み込み，肩を下制する方向に押し下げる．

肩甲挙筋も同様に治療することができる．僧帽筋上部線維の下方を直接圧迫すると，肩甲骨上角で停止部の位置を確認できる．肩を自動的に押し下げるとロックが維持されるので，患者には容易に実施可能であることが理解できる．さらに母指の力を強めてロックし，患者には手を下肢の側方に滑り降ろすように指示する．そうすることで，通常は肩甲挙筋がかなりリリースされるはずである．

肩甲挙筋停止部に対する他動的STR

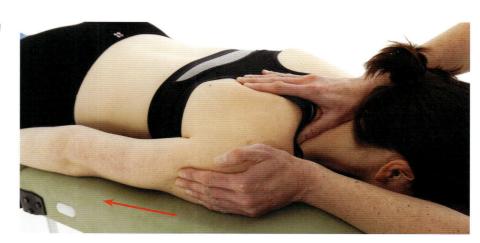

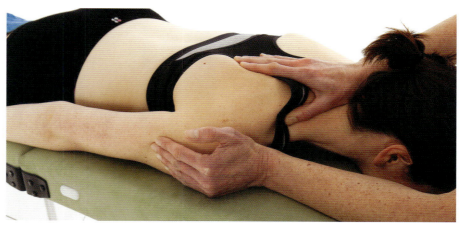

3 肩甲帯の下制

主要な筋：鎖骨下筋，大胸筋，小胸筋，僧帽筋下部線維．

鎖骨下筋は，肩甲帯の挙上と前方突出を妨げる．

4 肩甲帯の前方突出

主要な筋：前鋸筋と小胸筋．

胸部と肩の前面筋
1. 広頸筋
2. 三角筋前部線維
3. 大胸筋
4. 上腕二頭筋
5. 胸鎖乳突筋
6. 鎖骨下筋
7. 小胸筋
8. 烏口腕筋
9. 肩甲下筋
10. 前鋸筋

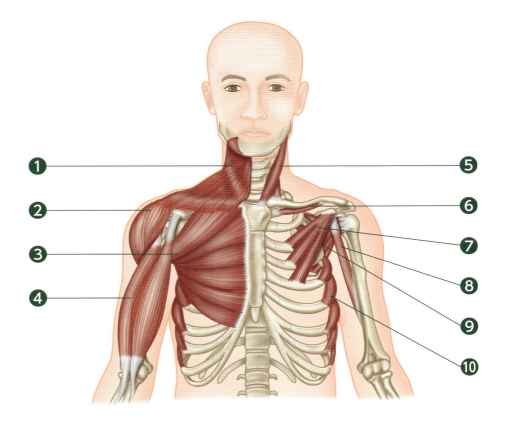

　前鋸筋は肩甲帯を前方に引き出す筋であり，それゆえにボクサーや投手などのスポーツ選手では，高度に発達している．というのも，これらのスポーツ選手にとって，パンチしたり，投球したりすることは，肩甲骨の強力な前方運動を必要とするからである．上肢が動いている間，胸郭に対して肩甲骨を安定させるために，菱形筋や僧帽筋中部線維とともに前鋸筋もまた重要な役割を担う．肩甲骨の上方回旋において僧帽筋を補助する．この前鋸筋が弱化したり活動が抑制されたりすると，肩甲骨の内側に翼状肩甲（medial winging of the scapula）を生じることがある．前鋸筋は重度な筋力低下の影響を受けやすいので，結果として生じる肩の脱臼に特別な注意を払う必要がある．

　小胸筋は肩を前方突出する際に前鋸筋を補助する．そして，強制された吸気では肋骨を持ち上げるのを助ける．

肩甲帯前方突出筋に対する治療
　前鋸筋のSTRは，患者が側臥位のときにもっとも容易に実施される．肋骨間の組織を押しつぶしてしまわないように，手指を使って目標とする前鋸筋をロックする．肩を水平外転するために，上腕を後方にやさしく引っ張り，肩甲帯を後退させる．または，患者に自動的に肩甲帯を後退するように指示する．

前鋸筋に対する他動的 STR

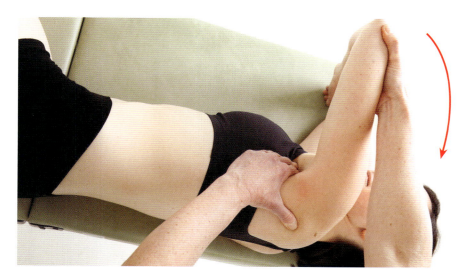
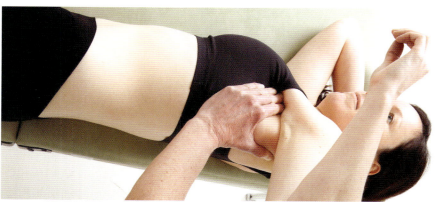

前鋸筋に対する自動的 STR

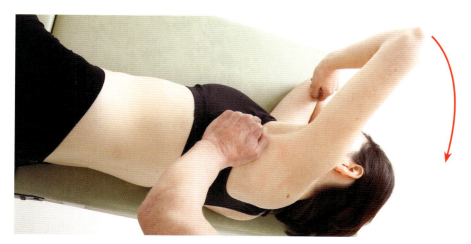

前鋸筋に対する自動的 STR

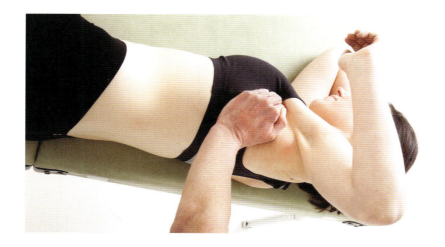

　小胸筋に対処する前に大胸筋がリリースされているかを確認する．手指または補強した指骨を使って，小胸筋が烏口突起から離れるようにする．患者には治療台の方に肩甲骨を後退させるように指示する．

　患者が背臥位で上肢 90°外転位をとり，大胸筋の下方で小胸筋の起始部と烏口突起をやさしく探っていくと，小胸筋に確実にたどり着くことができる．いったん小胸筋に到達したら，患者が上肢を高く持ち上げて肩甲骨を上方に引き上げている間は，ロックの強さを維持するべきである．

小胸筋に対する自動的 STR

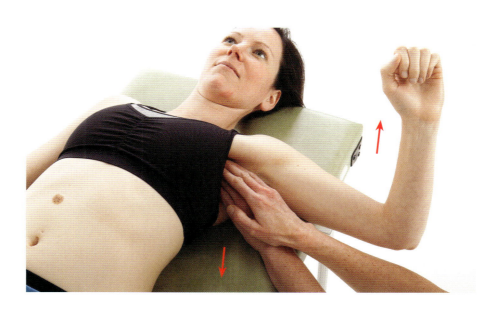

小胸筋に対する自動的 STR

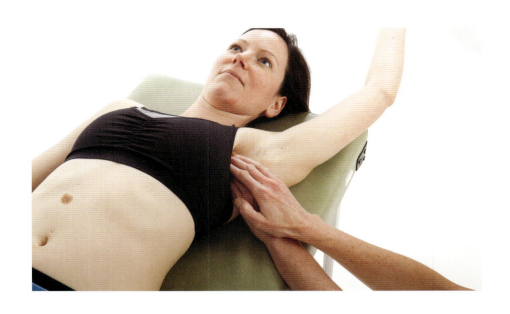

　あるいは，肩甲帯の後退の運動は，患者が肩の後部または上肢を治療台に押しつけることでも達成される．どちらの方法でも，ロックの圧力は不快であるため，すぐに緩める必要がある．

側臥位と座位での肩甲帯に対する治療

　患者は側臥位で肩を内旋する．肩の前部を安定させて，セラピストは両手を使って肩甲骨を動かす．患者に何らかの制限があるときは，この姿勢を強制しないことが重要である．治療は前方で上肢の力を抜くようにして続けられるべきである．いったん側臥位をとったうえで，集中的なロックや適切なロックに伴う肩甲帯の後退および前方突出，挙上，下制の繊細かつ正確で自動的な運動を実施することは，肩甲帯の自由度を全体的に高めるのにきわめて効果的である．肩甲帯の運動またはその欠如が，この姿勢で正確に評価されると，治療で急速な効果が得られる．

　患者に座位をとらせ，患者の肩を前方に押し出すことによって肩甲帯が前方突出するので，僧帽筋と菱形筋への自動的 STR を容易に行うことができる．リリースを強めるために，この部位に抵抗をかけることが可能である．患者が肩をすくめて肩甲帯を挙上するとき，下部線維の位置を確認することができる．必要な肩甲帯の活動を生じさせるために，自動的な上肢の運動を利用すると，肩甲帯の広い範囲にきわめてダイナミックな自動的 STR を実施することができる．

2. 肩関節

　肩関節は構造上，非常に広い可動域をもっている．しかしながら，このために他動的な安定性を欠いて，その周囲筋の筋力に強く依存しなければなら

ない．したがって，あらゆる筋の機能不全は，関節自体の強度に影響を与える．損傷を受けた後は，筋出力の不均衡や可動制限が肩関節の運動や強度に影響を及ぼさないようにするために，あらゆる運動に影響を与えるSTRが必要とされる．

1 肩関節屈曲

主要な筋：大胸筋（鎖骨線維），三角筋前部線維，上腕二頭筋長頭，烏口腕筋．

大胸筋は，押したり，パンチしたり，物を投げたりする動作などで，上肢を前方に動かすことによって，三角筋前部線維や前方突出筋と連動して作用する．特に水平面における内転で強く作用する．

肩関節屈筋に対する治療

背臥位でリラックスした状態を確保するために，患者は肘をつかんで上肢を固定する．胸骨と鎖骨から離れた部位をロックすることによって，大胸筋を治療する．そして，肩関節の伸展と外転，外旋の複合運動を誘導してストレッチさせる．あるいは，患者に自動的STRによってストレッチを行うよう指導する．

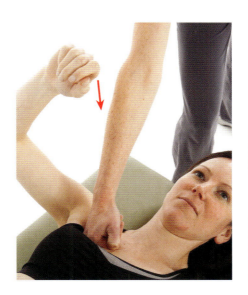
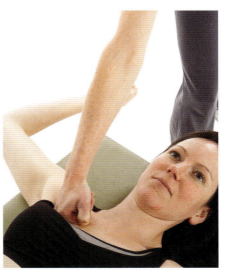

大胸筋に対する自動的STR．肩関節が外転されるときに軽く握ったこぶし（基節骨面）でロックする（水平面，伸展位，外旋位）

過敏なこの部位にはゆっくりと圧迫を加えながら，すべての筋をこの方法で治療する．起始部の方に向かって，ロックの角度を注意深く確かめながら実施する．患者の手をしっかりと握って，肩を外旋方向に動かす．これはきわめて効果的なストレッチであり，三角筋前部線維に対して適切に作用する．

他動的 STR．ロックして肩関節を外旋する

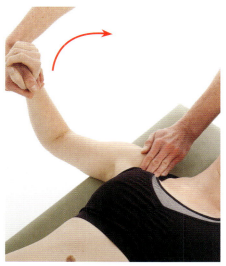
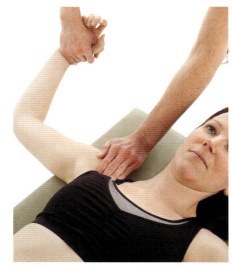

　上腕二頭筋長頭と烏口腕筋は，最初に筋を短縮させてからロックし，その後すぐに肩を伸展して治療する．外観上，短縮したように見える腱間を正確にロックすることで，過敏性が強いこの部位が顕著にリリースされる．

2 ▎肩関節伸展

　主要な筋：広背筋，大円筋，三角筋後部線維，上腕三頭筋長頭．

3 ▎肩関節内転

　主要な筋：広背筋，大円筋，大胸筋，烏口腕筋．

　広背筋は背部にあるもっとも幅の広い筋で，肩関節の強力な内転筋であり伸筋である．両上肢を頭部上に固定したまま，大胸筋と協力して身体を上方に引き上げる．例えば，懸垂するときや，よじ登るとき，クロールのサイクルのなかで下方ストローク動作をするときである．腱の停止部に緊張が生じるが，その際には回旋を組み込んだ細かい STR のストレッチ運動が有効である．時に「小さな援助者（little helper）」と呼ばれる大円筋は，広背筋の肩関節の内転を補助するが，これは肩甲骨が菱形筋によって固定されたときだけ効果を発揮する．肩の安定には，以下の 3 つの筋が重要である．大円筋は上腕骨頭を肩関節窩に固定するのを助ける．広背筋は肩甲骨の運動に影響を与える．大胸筋は上腕を体幹にくっつけておく．

肩関節伸筋と肩関節内転筋に対する治療
　患者は腹臥位をとる．広背筋の筋に沿って上腕骨の停止部までロックする．大円筋に対しては，肩甲骨の下角にある起始部から治療を開始し，停止部まで筋に沿いながら各ポイントで圧迫を加える．それぞれの場合に，ロックして肩関節を外転する．これは側臥位でも実施されるが，その際には自動的な抵抗運動をするよう患者に指示するとより簡単に実施できる（21 頁を参照）．

セラピストが前鋸筋から離れて，広背筋の下方でフックすると，自動的な屈曲運動により，筋や筋膜が十分にストレッチされる．三角筋後部線維と上腕三頭筋長頭は，屈曲運動でも治療することができる．

4 肩関節外転

主要な筋：三角筋中部線維と棘上筋．

三角筋は肩甲骨における上腕骨のあらゆる運動に関与する．棘上筋は肩関節の外転時に三角筋中部線維を補助する．

肩関節外転筋に対する治療

患者がまっすぐな座位をとったときに，最良の効果が得られる．三角筋前部線維に対しては，肩関節を自動的に伸展している間にロックを行う．三角筋後部線維に対しては，肩関節屈曲時にロックを行う．三角筋中部線維をやや短縮させて，ロックして上肢を内転する．しかし，これは特に三角筋が強力なときは困難になる．これらの筋は，座位の代わりに側臥位で治療しても良い．三角筋前部線維にロックして，患者に肩関節を伸展または外旋するように指示する．三角筋後部線維にロックして，患者に肩関節を屈曲または内旋するように指示する．

三角筋後部線維に対する自動的STR

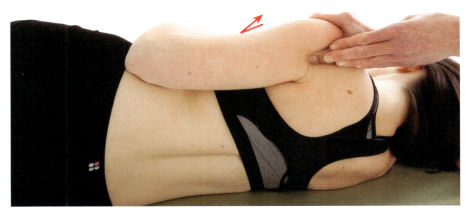

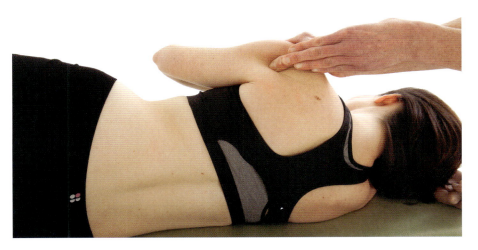

三角筋中部線維を治療するために，まず肩関節を外転し，それから烏口突起から離れた位置でロックする．セラピストが肩関節を内転させるか，セラピストが支えている手の方に自動的に内転するように，患者に指示しても良い．

三角筋中部線維に対する他動的STR

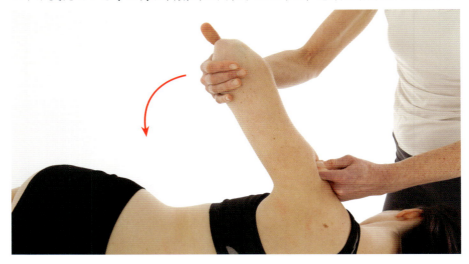

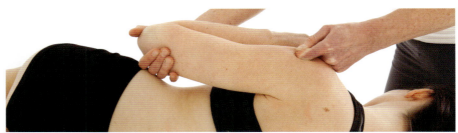

三角筋中部線維に対する自動的STR

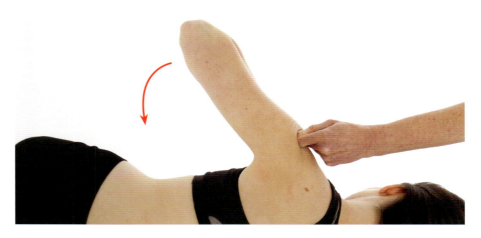

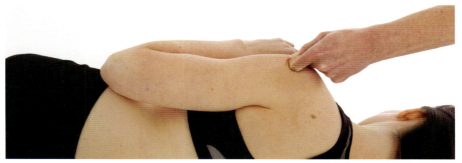

あるいは，筋を最初に短縮させないでロックして，患者には上肢を押し下げる（内転する）ように求める．これが繊細な STR の効果を生み出すことになる．

棘上筋の治療については，患者は腹臥位で肩関節をわずかに外転する．STR をこの筋に実施する前に，僧帽筋上部線維が十分にリラックスしていることを確認する．次いで，患者が肩関節をゆっくりと内転しているときに，セラピストの指を関節窩にフックすることで，棘上筋に深く圧迫を加える．

棘上筋に対する自動的 STR

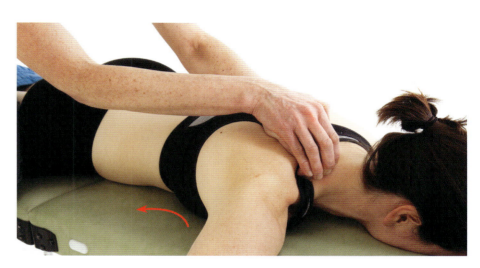

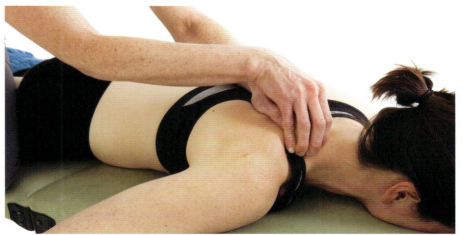

これに続いて，患者が肩関節を内転するたびに，肩甲棘の上に CTM ロックを行う．

5 肩関節外旋

主要な筋： 小円筋，棘下筋，三角筋後部線維．

6 肩関節内旋

主要な筋：肩甲下筋，大円筋，広背筋，大胸筋，三角筋前部線維．

7 回旋筋腱板（Rotator Cuff Muscles）

筋：肩甲下筋，棘上筋，棘下筋，小円筋．

　回旋筋腱板（ローテーターカフ）は，肩関節の運動中に関節窩に上腕骨頭を保持するために重要である．また，回旋筋腱板は上腕二頭筋や上腕三頭筋，三角筋が活動しているときに，骨頭が上方にずれるのを抑制する．これらの筋は外傷や過用によって損傷しやすい．特定の肩関節回旋制限が，肩関節の疼痛における共通の症状である．

　回旋筋腱板がまとまって活動するときは，バランスの再調整を促すために，大胸筋や広背筋などの肩関節回旋に関与する他の筋と同様に，すべての筋の活動が必要になる．肩関節内旋を検査するときは，患者に手背面を背中の局所部におくよう指示する．肩関節外旋を検査するときは，患者に手掌面を後頭部におくよう指示する．

肩関節後面筋
1．棘上筋
2．棘下筋
3．三角筋後部線維
4．小円筋
5．大円筋

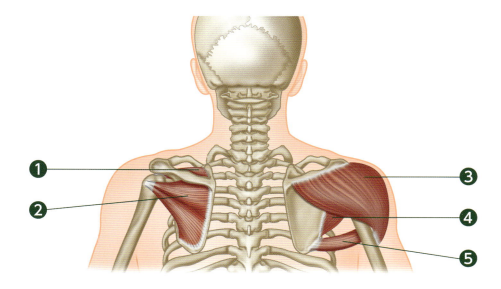

8 肩関節の問題

　あらゆる機能不全や肩関節の可動域の減少に対して，肩甲帯の筋，特に烏口突起の近くの前鋸筋や小胸筋，僧帽筋上部線維に的を絞って対処することが原則である．肩甲帯の筋出力の不均衡から生じた肩甲骨の誤った運動は，肩関節に発生する多くの過用による制限の原因となる．例えば，短縮して過緊張になった前鋸筋と小胸筋は，肩甲骨を前上方に引き寄せるので，肩関節

の外転を妨害する.

インピンジメント症候群（impingement syndrome）とは，上肢を挙上すると，烏口肩峰アーチの下方にある回旋筋腱板の腱に持続的に与えられる圧迫や疼痛のことである．インピンジメントは回旋筋腱板の筋出力の不均衡と筋力低下によって，また肩峰下の空間が過密状態になることによって，引き起こされる．肩甲帯と回旋筋腱板の筋に適用されたSTRは，この状態の早期段階ではきわめて有効であるが，不適切な筋出力のバランスと，姿勢や治療テクニックなどの根本的な原因に対処することが重要である．

筋への注意深い治療が，腱炎を緩和する．棘上筋腱（棘上筋腱炎）と上腕二頭筋長頭は，一般的に肩関節の過用状態でもっとも影響を受ける腱である．

「五十肩（frozen shoulder）」または癒着性関節包炎（adhesive capsulitis）は，関節包自体が癒着するもので，通常は関節包の下側でみられ，外転と回旋を制限する．一般的に自己制限の状態が続くが，結果的には約18か月で回復すると考えられている．回旋筋腱板の筋，特に肩甲下筋に対処すると，非常に激しい疼痛症状に明確な効果をもたらすことができる．コントロールされた運動は，あらゆる治癒に対して肯定的なステップであり，やさしく実施されるSTRは，治癒過程を加速し，不快感を軽減するために適切に作用する．

回旋筋腱板に対する治療

患者は腹臥位の姿勢をとる．肩甲骨上のポイントで，棘下筋と小円筋にCTMロックを行う．そして，ゆっくりと肩関節を内旋させることで他動的STRを実施する．いったん，その部位がウォームアップされたら，肩関節を自動的に内旋方向に動かすよう患者に指示する．

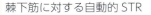
棘下筋に対する自動的STR

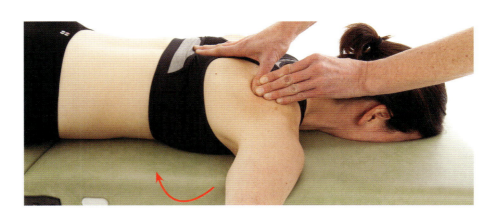

棘下筋に対する自動的 STR

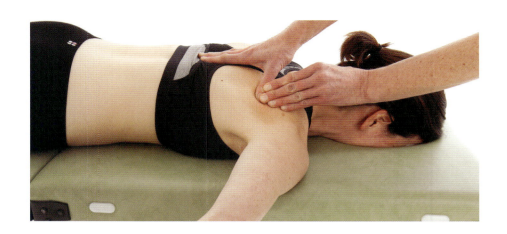

　棘上筋を治療する前に，僧帽筋上部線維をまずリリースすることが必要である．セラピストは治療台の側方に立ち，棘上筋窩にゆっくりとフックを掛けるために，必要であれば手指を使って補強し，僧帽筋線維を通して棘上筋をつまむ（tweeze）．このとき，患者に肩関節を内転するよう指示する．

棘上筋に対する自動的 STR

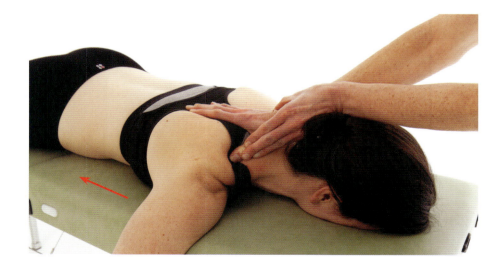

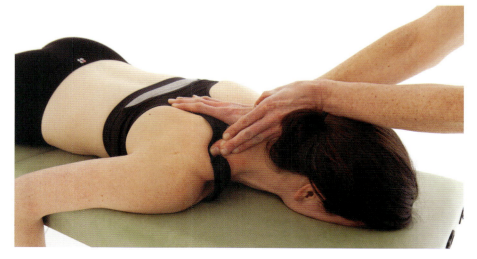

筋腱連結部は，上肢を90°外転位で支えながら治療する．上肢を肩関節内旋すると，より前方の表層部位に停止部がくるので，実際の停止部が簡単に確認できる．上肢を外転し，さらに内旋すると，患者が運動を行うときにロックが可能になる．抵抗を加えるとSTRは効果的である．

肩甲下筋は，患者を背臥位で上肢を90°外転している姿勢でもっとも治療しやすい．肩甲骨の前部表面上でロックし，患者に肩関節を外旋するよう指示する．

肩甲下筋に対するSTR

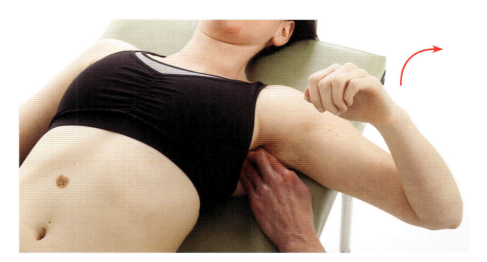

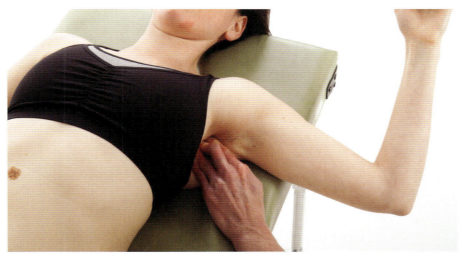

回旋筋腱板の筋に対する治療は，患者にとってはきわめて過敏に反応する部位であり，したがって，各々の部位で過剰な負荷にならないように注意すべきである．むしろ，すべての部位がゆっくりと組織的，保護的に扱われるべきである．自動的STRは，再教育が進められているときにきわめて有効である．さらに，患者が快適な運動の範囲内で，その運動範囲を越えないように確実に運動を実施する．

筋腱連結部は，上肢を90°外転位で支えながら治療する．

3. 肘関節

肘関節の安定は，主に肘関節周辺の筋と側副靱帯によってもたらされている．肘関節の過用による損傷の治療中には，橈骨頸が考慮に入れられるべきである．肘関節の外側と内側の炎症は，手関節の運動を生じさせる筋と関連がある．同じような過用の問題は，間違った治療テクニックや，ラケットスポーツ（訳注：テニス，バドミントン，卓球，スカッシュなど）で生じる肘関節の伸展と握る動作の繰り返しで発生する．

1┃肘関節屈曲

主要な筋：上腕二頭筋，上腕筋，腕橈骨筋，円回内筋．

上腕筋は主要な肘関節の屈筋であり，肘関節を伸展している間の運動をコントロールする．直接的な外傷の後で化骨性筋炎に進行する可能性があるので，十分にケアされるべきである．上腕二頭筋は肘関節の屈筋であるとともに，強力な前腕の回外筋でもある．これらの筋の活動は，しばしば同時に行われる．また，上腕二頭筋は肩関節の屈曲と安定に寄与するが，その長頭はより損傷を受けやすい．肘関節屈筋としての腕橈骨筋は，肘関節が回内と回外の中間位にあるときに強力に働く．

2┃肘関節伸展

主要な筋：上腕三頭筋，肘筋．

上腕三頭筋は上腕の後面にある唯一の筋である．上腕三頭筋は，肘関節伸展の素早い運動で強力に働くので，あらゆる押す運動（例えば，手を浸す動きやプッシュアップなど）で活動させることができる．投球やパンチの動作は，付着部にストレスを与えることがある．実際の損傷はめったにないが，治療テクニックが不適切なときに疼痛や引き裂き（tearing）が，特に筋腱接合部に生じる．肘筋は肘関節伸展の運動をコントロールする．

3┃前腕の回内

主要な筋：円回内筋，方形回内筋，腕橈骨筋．

円回内筋は乗馬で手綱を握るときのように，前腕回内と肘関節屈曲の運動時に肘関節屈筋とともに強力に働く．方形回内筋は，肘関節の伸展を伴って前腕回内されるときに，より強力となる．

4┃前腕の回外

主要な筋：上腕二頭筋，回外筋，腕橈骨筋．

上腕二頭筋は，前腕回外において最強の筋である．前腕回外筋は肘関節伸展と協働することによって，もっとも強力に運動を行い，わずかな抵抗を伴うゆっくりとした運動に対して十分な強度を発揮する．

肘関節に対する治療

患者は背臥位で肘関節を屈曲する．セラピストは上腕二頭筋の腹側をやさしくつかみ，伸張するために肘関節を伸展し，前腕を回内する．

上腕二頭筋に対する他動的STR

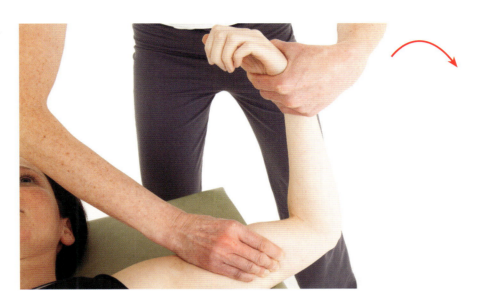
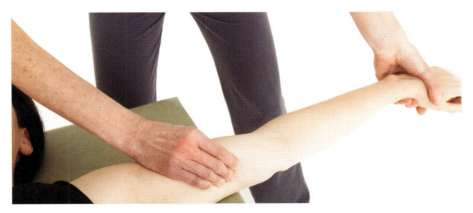

起始部に十分な注意を払いながら筋全体を治療する．治療部位は刺激に過敏であり，注意深く角度を変えながらロックする．外側部を治療し，それから上腕筋に作用させるために，上腕二頭筋の下方で直接ロックする．患者の耳の側方で，肩関節を十分に屈曲したまま，上腕三頭筋に沿った位置にロックして，肘関節を屈曲する．腱の付着部に徹底した注意を払う．前腕の回内筋または回外筋は，手関節の屈曲，伸展と前腕の回内，回外が合体した連結動作によって，前腕の筋を引き離すために効果的に作用するはずである．

上腕三頭筋に対する自動的STR

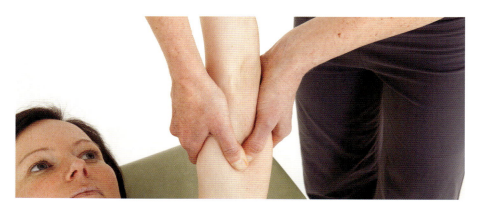

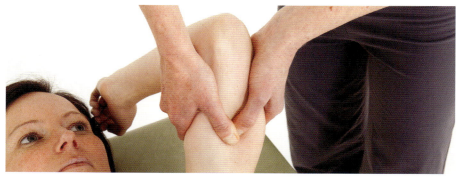

4. 手関節

　足関節と同様に，手関節を横切って付着する多くの腱を支える結合組織の靱帯が存在する．屈筋支帯の下方にある空間は，手根管として知られている．正中神経とともに，長母指屈筋，深指屈筋，浅指屈筋のすべてが，この手根管を通過する．背部の支帯は伸筋の腱を適切な位置に保持する．

　手根管症候群（carpal tunnel syndrome）は，手根管の硬結（congestion）によって生じる．把握などの屈筋を必要とする，あらゆる繰り返しの活動が腱に炎症を引き起こす．しびれ感や刺痛が出現するときには，正中神経もまた影響を受ける．STRは屈筋支帯や腱と腱の間の癒着を引き離すために効果的である．この状態はしばしば手術によってうまく矯正されるが，早期の段階でSTRを使うと手術は不要になる．

　反復運動過多損傷（repetitive strain injury：RSI）は過用に伴って生じるが，これは背部の領域に腱の癒着や炎症を発症させる．タイプを打ったりピアノを弾いたりするような繰り返しの活動や，伸筋が尋常でなく収縮してバックハンドショット中の力を制御するラケットスポーツでは，さまざまな程度の反復運動過多損傷を生じることがある．

　手関節の捻挫は，コンタクトスポーツ（訳注：アメリカンフットボール，ボクシング，ホッケーなど）において共通してみられる．またSTRは，良

好な強度を獲得し維持するために，すぐれた早期の治療法である．どのような手関節の問題でも，前腕と手関節全体の系統的な治療が必要である．手関節の外転，内転，屈曲，伸展は，よく考えて治療する必要がある．手関節のSTRは，個々の腱と支帯間の癒着を分離させることができる．

1 手関節伸展

主要な筋：長橈側手根伸筋，短橈側手根伸筋，尺側手根伸筋，総指伸筋，示指伸筋，小指伸筋，長母指伸筋，短母指伸筋．

肘関節の外側に存在する疼痛は，しばしば「テニス肘（tennis elbow）」（上腕骨外側上顆炎）の総称のもとに分類される．用語は過用による損傷に原因があることを示し，ラケットスポーツや手を使う仕事に共通する．これらは伸筋群の起始部（common extensor origin：CEO）の慢性炎症を引き起こし，結果的に腱または筋腱移行部，あるいは骨膜接合部で線維組織になる．テニス肘の治療において，RICE（安静；rest，冷却；ice，圧迫；compression，挙上；elevation）とストレッチングが合体しているSTRは，計り知れないほど貴重な治療手段になる．癒着組織に集中的な特別治療を実施する前に，前腕に対する一般的な治療を行うべきである．

2 手関節屈曲

主要な筋：尺側手根屈筋，橈側手根屈筋，長掌筋，浅指屈筋，深指屈筋，長母指屈筋．

上肢前面の表層筋
1. 三角筋前部線維
2. 上腕二頭筋
3. 上腕二頭筋腱膜
4. 円回内筋
5. 腕橈骨筋
6. *短母指外転筋
7. *母指対立筋
8. *短母指屈筋
9. 長掌筋
10. 尺側手根屈筋
11. 手の屈筋支帯
12. 手掌腱膜
13. 浅指屈筋
14. 橈側手根屈筋

*母指球

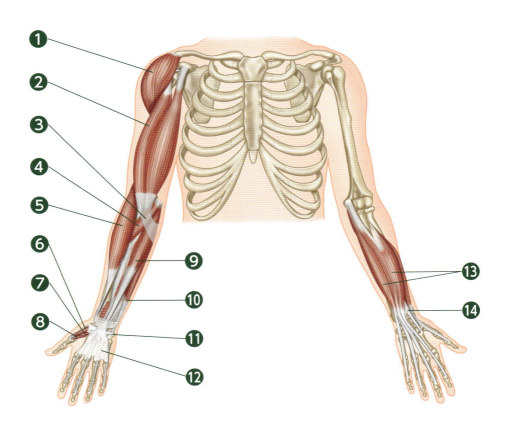

肘関節の内側部で認められる疼痛は，屈筋群の起始部（common flexor origin：CFO）に炎症が生じたもので，一般的に「ゴルフ肘（golfer's elbow）」（上腕骨内側上顆炎）として知られる．これは，肘関節外側の疼痛と比べて一般的ではなく，普通は即効的に治療効果がみられる．

3 | 手関節外転

主要な筋：橈側手根屈筋，長橈側手根伸筋，短橈側手根伸筋，長母指外転筋，短母指伸筋〔協働して手関節外転（橈屈）を生じる〕．

上肢後面の表層筋
1. 上腕三頭筋
2. 腕橈骨筋
3. 肘筋
4. 尺側手根伸筋
5. 長橈側手根伸筋
6. 総指伸筋
7. 手の伸筋支帯
8. 尺側手根屈筋

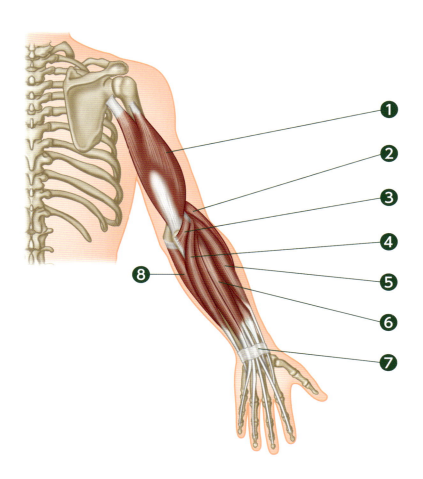

4 | 手関節内転

主要な筋：尺側手根屈筋，尺側手根伸筋〔手関節内転（尺屈）を協働する〕．

手関節に対する治療

患者を背臥位にし，手関節をロックして屈曲することによって，手関節から肘関節までの伸筋にSTRを実施する．多くの場合，癒着や硬結が出現している筋膜を伸張するために，伸筋の間にロックすることに集中する．「テニス肘」の状態がみられる場合には，患者が手関節を屈曲しているときに，伸筋群の起始部にCTMロックを実施する．手関節の背側の部分を確認して，

伸筋腱を支帯から引き離す．炎症のある部位を刺激しないようにして，炎症部周囲のうっ血を解消することに集中する．

共通の手関節伸筋腱に対する自動的 STR

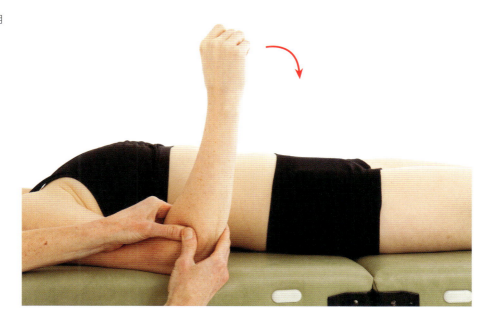

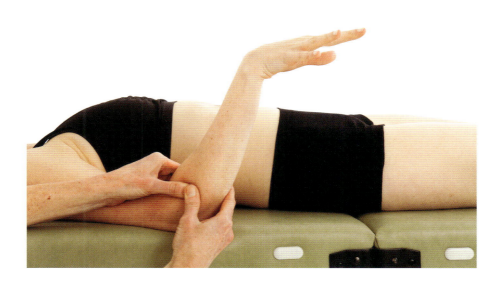

同様に屈筋を治療するが，手関節はロックして伸展することで緊張を緩和する．手関節の屈筋腱の間に圧迫を加えると，手根管症候群は改善する．手関節の屈曲に続き，手関節の外転または内転のいずれかと組み合わせると，この症状がより改善される．

共通の手関節屈筋腱に対する自動的 STR

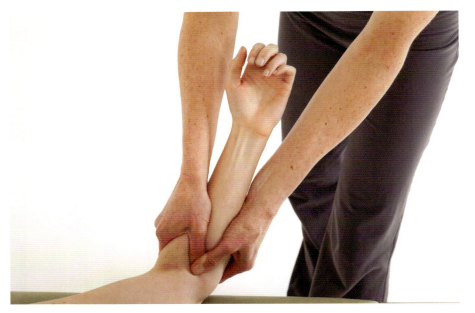

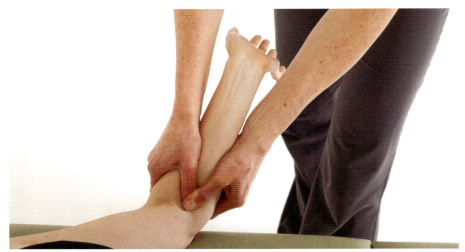

5. 手指

　母指球の隆起は，短母指屈筋，母指外転筋，母指対立筋によって構成される．小指球は小指屈筋，小指外転筋，小指対立筋によって構成される．「解剖学的嗅ぎタバコ窩（anatomical snuff box）」（訳注：橈骨動脈は橈骨下端前面で橈側手根屈筋腱の皮下を走行するので，脈拍が最も容易に触知できる部位）は，その内側部を構成する長母指伸筋と，その外側部を構成する短母指伸筋を伴った第1中手骨の背部にある窪みである．ドケルバン症候群（de Quervain's syndrome，狭窄性腱鞘炎）は，腱鞘炎または腱滑膜炎につけられた名称で，短母指伸筋と長母指外転筋に影響する．

1 | 手指屈曲

　主要な筋：浅指屈筋，深指屈筋，虫様筋，骨間筋，短小指屈筋．

2 | 手指伸展

主要な筋：総指伸筋，小指伸筋，示指伸筋，骨間筋，虫様筋．

3 | 母指屈曲

主要な筋：長母指屈筋，母指対立筋，短母指屈筋．

4 | 母指伸展

主要な筋：長母指伸筋，短母指伸筋，長母指外転筋．

5 | 母指外転

主要な筋：長母指外転筋，短母指外転筋．

6 | 母指内転

主要な筋：母指内転筋．

7 | 母指対立

主要な筋：母指対立筋，短母指屈筋．

8 | IP 関節の同時伸展を伴った MP 関節の屈曲

主要な筋：虫様筋，骨間筋．

9 | 手指外転

主要な筋：背側骨間筋，小指外転筋，短母指外転筋．

10 | 手指内転

主要な筋：掌側骨間筋，母指内転筋．

11 | 手指対立

主要な筋：小指対立筋．

手指に対する治療

　手指と母指に生じる捻挫は，球技や体操の代表的な損傷である．STR によって，治癒過程と回復が加速する．母指球の隆起に対処するために，患者にはあらゆる方向に母指を真っ直ぐ伸ばすように指示し，その状態をロックする．小指球に対しては，小指を真っ直ぐ伸ばしてロックする．MP 関節を屈曲し，中手骨と指骨の間でロックするか，横断してロックすることにより，手の上部の伸筋を治療する．手指の伸筋は前腕の伸筋とともに，手掌部は手関節屈筋とともに，連結して一体として考えられるべきである．

母指球における自動的 STR

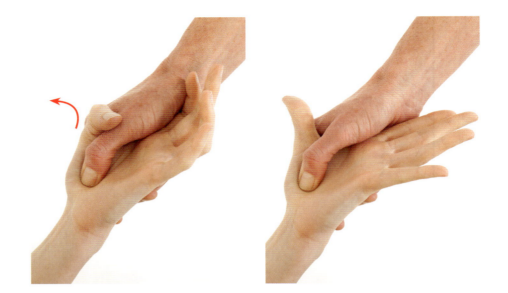

第6章
スポーツ選手の試合前後の治療

1 試合でのマッサージ

　試合でのマッサージの目的は，特別な運動パフォーマンスを心がけているスポーツ選手に対して治療することである．運動パフォーマンスを向上させ，運動後に速やかな回復を進めることができる．スポーツマッサージ療法は，スポーツの試合だけでなく，ダンスのような激しい動きを伴う多くの主要な活動に対して，理学療法のような他の治療法とともに処方され，その利点は広く認知されている．ほとんどのプロスポーツ団体はマッサージセラピストを雇用しており，多くの一流スポーツ選手は，彼ら専属のセラピストが競技に同行している．熟練したマッサージ治療の有用性は，クラブレベルのスポーツやアマチュアダンスにも浸透している．近年，試合でのスポーツマッサージ療法の需要は大きく増加している．

2 試合前のマッサージ

　試合前のマッサージは，試合の数日前に実施される．一般的な試合前のマッサージは，身体を自由に機能させ，スポーツ選手にとって非常に重要なときに，最高の身体状態を維持するために欠かせないものである．身体の特定の領域が心配なときには，セラピストは軟部組織リリース（soft tissue release：STR）を使って，この領域を集中的に治療することができる．予防的マッサージは，治療後の組織の構造的再構成や自律神経反応，軽度の組織の痛みがパフォーマンスに悪影響を与える可能性があるため，試合が近づくにつれ，より考慮されたアプローチが必要となるが，クライアントの好みに応じて，試合の2日前頃までにとどめることが重要である．

　競技を行う多くのスポーツ選手は，最適なパフォーマンスのために必要とされる精神状態をつくるために，関連する治療が役立たないことがわかっていれば，試合の開始前に治療をしたくないと考えるだろう．例えば，最大のパフォーマンスを行うため，闘争的な気分を高めようとしているときに，治療によって非常にリラックスしてしまうことがわかっている場合などである．個人によって違うので厳密な決まった規則はもちろんないが，筋力は試合前の軽擦法のような伝統的なマッサージのやり方によっては，抑制される可能性があることも示唆されている．セラピストがスポーツ選手の精神的な見通しや個々の好み，身体的な側面を理解し，スポーツ選手と協力して取り組めば，より良くなることは明らかである．両者は理解しあい，信頼に基づ

くパートナーシップによって，実際の試合に向けて取り組むべきである．も
しセラピストがそのスポーツ選手をよく知らない場合は，心理的準備と身体
的準備が重要であることを認識し，試合直前にどのようにしたいのか，選手
の好みを受け入れなければならない.

3 ウォームアップ前のマッサージ

パフォーマンスの前に，スポーツ会場で試合前のマッサージを行うのが一
般的になってきているが，このような場合，その的確な本質は対象によって
大きく異なる．試合のために練習を積んだ経験豊富なスポーツ選手は，身体
的，精神的にどのようにすれば良いパフォーマンスを引き出せるのかを感覚
として正確に知っている．しかし，この感覚は個人の性格の違いだけでなく，
さまざまな試合でどのようなことが要求されているかによっても変化する.
重量挙げのように爆発的な動きが必要となるタイプの競技で，運動前にスプ
リングのように体を縮め，次に急に変化するような運動に備えたまま緊張し
た状態を要求されるスポーツ選手もいれば，アーチェリーや射撃のようにリ
ラックスし落ち着いた状態を要求されるスポーツ選手もいる．したがって，
ウォーミングアップの直前に治療を受けることを選択しない選手もいれば，
治療を熱望する選手もいるかもしれない．そのため，治療の様式は，個人の
好みと試合の性質の両方に依存している.

4 ウォームアップ後またはウォームアップとしてのマッサージ

試合前に行う型にはまった従来のマッサージに制限や欠点がある場合に，
STR を行うことはいくつかの利点がある．まず，積極的に行うことができる.
ほとんどの競技は高度な身体活動を必要とし，その場合のウォームアップの
手順は，動的な運動も行う必要がある．ところが，深部へのゆっくりとした
軽擦法や揉捏法でのリラックスマッサージは，不活発で弱々しい，もしくは
リラックスしすぎてしまうと感じるかもしれず，精神的に不適切である可能
性がある．一方，STR は非常に動的に行うことができる．セラピストは，
活動的に機能を発揮させることができる．STR を行うことは，運動を支配
する感覚をもたらし，運動への準備やウォームアップにおいて大変重要であ
る．そしてマッサージによって，精神的にリラックスしすぎるという欠点も
避けることができる．スポーツ選手主導で機能的な範囲内で運動を行うこと
は，通常，動的な調整手順に含まれている．また，実際の試合での STR 治
療の利点は，最小限の施設であっても実施できるその多様さにある.

STR はソファーも使用しない即席でつくった治療環境でも効果的な治療
を行うことができる．治療は非常に簡単で，座位や膝立ち位，床上で実施で
きる．この形式にとらわれない実施方法は，試合に備えている状態や，競い
合い興奮した状態でも実施しやすい．例えば，ふくらはぎはスポーツ選手が
立位で体重をかけた状態であっても，STR を用いて治療できる．オイルや

ローションを使用せず，衣服の上からでも治療することができる．これは特に避難場所がない寒い天候のときには明らかに有利になる．

試合前におけるSTRの利点は，時間の節約である．チームスポーツにおいて，セラピストが一人であれば，すべてのチームメンバーに一般的な試合前のマッサージを行うことは不可能である．STRを使用することにより，時間を無駄にすることなく，必要に応じて主要な部位を迅速かつ正確に治療できるので，すべてのチームメンバーに注意を払うことができる．

最後に，競技会では，多くのスポーツ選手はオイルやローションを皮膚につけたがらない．例えば，ラケットスポーツやカヌー競技では，しっかりとしたグリップが不可欠であるため，手に残ったローションはこれらの活動に有害となる．STR治療は，ウォームアップ時において，潤滑剤を使わずに軟部組織をリリースするのに便利なテクニックである．

5 試合前のマッサージと傷害

スポーツ選手が軽傷を負い，競技に参加するかどうかの難しい決定に直面することもある．成績がトップのスポーツ選手にとっては，軽微な負傷のために重要な試合を逃すことは大きな損失になる．たとえそれが負傷を悪化させ，パフォーマンスが低下したとしても，しばしば参加するという決定がなされる．

最終的な決定は，理学療法士，コーチ，スポーツ選手，そしておそらく医師に任される．一度決定が下されると，STRはテーピングなどの他の介入と並行して，重要な役割を果たす可能性がある．治療の目的は治癒ではなく，スポーツ選手がけがを悪化させるリスクを低減し，より快適に行動できるようにすることである．セラピストは，スポーツ選手が症状を管理し緩和するのを助けなければならない．正確にはどのような治療法が提供されるかは，その試合がどれほど差し迫っているかによって決まる．完全な治癒には生物学的な経過が必要なため，時間が必要である．多くの場合，瘢痕の破損や癒着の分離により，不快感または炎症を引き起こす可能性があるため，身体は最初の治療に対して負に反応する可能性がある．当然のことながら，試合前の治療では時間をかけることができない．

けがの治療が試合前に行われる場合は，その治療は症状を緩和するための暫定的な手段であることをスポーツ選手に明確に説明すべきである．したがって治療ではなく，調整するようなアプローチが採用されている．

一例として，トップレベルの試合で競技する中距離ランナーを考えてみる．スポーツ選手は決勝戦へ参加することが期待されているが，痛みを伴う症状

が現れ，脛骨内側過労性症候群である可能性が示唆されている．この状態の治癒には，下腿の深後方コンパートメントを対象とした治療と運動が必要であるが，これらの治療の初期では痛みを感じ，うまく走れなくなってしまうことがある．この場合，暫定的な対策として，慎重にSTRをすることで脛骨からの圧力とその炎症を軽減し，原因を取り除くことができなくとも痛みを和らげることができる．定期的にアイシングを併用しながら柔軟性が低下した組織周囲を中心に下腿全体をやさしく治療することによって，悪化を最小限にし，最大限に柔軟性を取り戻し，スポーツ選手は走ることができるようになる．クールダウン後も治療を行う必要があり，スポーツ選手も長期的な治療に何が必要であるかを理解しなければならない．

簡単にいえば，けがに対する試合前のマッサージは，非侵襲的で悪化させることなく，可能な限り運動や機能を助けることを目的に，体調管理としてのアプローチが必要となる．過負荷や圧縮から筋線維を守るために，負荷がかからないような特別なテーピングテクニックと併用されるが，その部位に対しての制約についても理解しておく必要がある．

6 試合後のマッサージ

試合後のマッサージの主な目的は，回復を早めることと，最大限の機能を取り戻すことである．クールダウンの運動が不可能なくらい疲労している場合や，けがをしている場合には，試合後のマッサージは良い代替手段になる．これは，マッサージが組織をやさしく伸張し，クールダウンのように循環を強化して筋から老廃物を取り除くためであるが，いつもクールダウン手技の代替手段としてみなされるべきではない．

競技後のマッサージは，精神的にも身体的にもリラクセーションをもたらすだけでなく，けがの可能性を減らし，スポーツ選手が早くトレーニングに戻れることを可能にする．

試合後のマッサージは，治癒的ではないことを理解することが重要である．試合直後は，組織の状態を詮索するのに適切な時期ではない．アスリートは精神的ストレスで疲れ切っている可能性があり，脱水し痙攣を引き起こす恐れがある．筋に対してエロンゲーションやストレッチングを行い，筋線維を引き伸ばすことによって，うっ血を穏やかに緩和する必要がある．セラピストは，筋が柔軟でしなやかになるように回復を促すマッサージを施す．けがをしている場合には，アイシングを行い，試合に復帰するまで特別な治療をしておく方が良い．STRの使用は最小限でも非常に穏やかでも良い．試合後のマッサージは軽擦法や揉捏法を行うのが良い．このタイプの試合後のマッサージは，しばしば「フラッシュ」と呼ばれ，スポーツ選手が回復のためにアイシングを選択した場合，マッサージのフラッシュを先に行う必要が

ある.

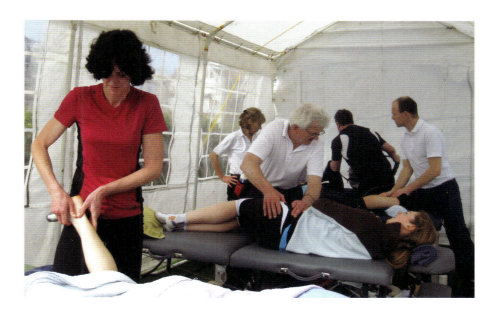

　試合前のマッサージのように，試合後のマッサージにおいても，予測不可能な事態が常に発生するため，即時に対応できるような，多様な専門知識や経験が必要である．例えば，気象条件が問題を引き起こす可能性があり，この場合，時間管理がほとんどできなくなる可能性がある．時には非常に小さいシェルターを利用して，列をなす体の冷えたスポーツ選手の対応をする場合もあるが，これも試合でのマッサージのやりがいの一つである．

7 試合間のマッサージ

　時にセラピストは，試合後および次の試合前という状況で助けとなるように求められる．例としては，ダンスや十種競技，個人のレースとチームリレーの間などが挙げられる．そのような場合，回復と準備に対するテクニックを組み合わせる必要がある．セラピストは身体的要因の評価に対する判断力や経験が必要なだけでなく，精神状態に対しても敏感でなければならないのは明らかである．

　試合でのマッサージは非常にエキサイティングで有益なものであり，セラピストがスポーツ選手の希望，不安，期待を分かち合うので，感慨深いものがある．最終的に，それはスポーツマッサージのもっともやりがいのある側面の一つである．

第7章
若いスポーツ選手に対する STR

　幼い子どもたちが遊んでいるのを観察することは魅力的である．彼らは自然に，フィットネスやコンディショニングの多くの側面を利用し，バランスや運動能力を向上させている．これには，ものを飛び越える，遊び場や木に登る，丸太の上でバランスをとる，スキップをする，飛び跳ねるなど，子どもたちが熱中する多くのことが含まれる．子どもたちは落ちてけがをしても，通常，身体的な状態を知らずに行動し，予防的で再教育的な運動を行うことで素早く，簡単に回復する．したがって，子どもたちがさまざまな活動を続けられるようにしておくと，慢性的な疼痛を発症することはない．子どもたちが反復的な運動を強いられたり，多くの感情的なストレスの下におかれたりすることは好ましくない．

　子どもたちは成長するにつれ，時にはダンスのような特定のスポーツにおいて，正式な練習や指導にかかわるようになる．このことは，柔軟性が体操の必要条件であるように，特定の運動の技術的な側面や，その運動を上手に行うために必要な身体的な特質を習得するのに適している．この早期からの指導により，スポーツや活動のなかで高いレベルに達するようになるか，生涯を通して楽しめるような技術レベルに達するようになるかもしれない．卓越した技術は，けがの危険性を最小限にする．とはいえ，指導者は発育段階の身体について，十分な知識と理解をもつことが重要である．過剰な筋収縮や衝撃は，軟部組織や成長段階の骨に対して悪影響を及ぼすので，痛みなどの重大な徴候に気をつけなければならない．優れた指導をするには，若いスポーツ選手がいつ成長段階にあるかを理解しておく必要があり，この時期にはトレーニングの運動強度を落とし，調整や回復に重点をおくべきである．成長痛や過剰な練習による早期の徴候を観察することによって，身体的にも精神的にも休息に必要な時間の短縮につながる．

子どもに対する STR テクニックの有用性

1. 軟部組織リリース（soft tissue release：STR）は，若者に対し，身体を意識させることで教育することができる．調整すべき制限がどこにあるかを特定するのに役に立つ．また，経験している痛みや緊張がより遠位にある制限に起因する可能性があることも理解できる．そして，個人の技術の習得と運動協調性を発達させることに役立つかもしれない．

2. STR は，心理的または感情的なストレスから解放することができる．試

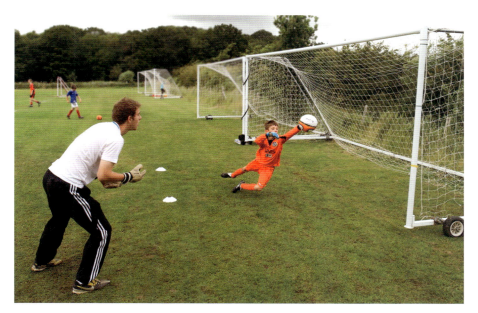

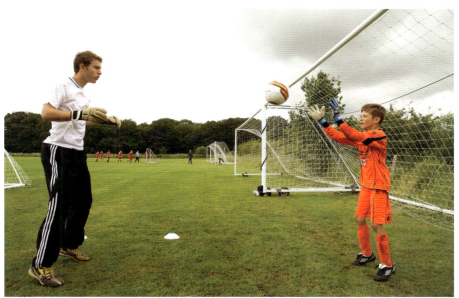

　合に不安を感じたり，試験の心配をしたり，学校の友人とのグループ関係に不安を抱いたりすることが，ストレスの原因になっている可能性がある．また，STR はテキストがたくさん入った重い鞄を運ぶときの頸部や肩甲帯への生理的ストレスを解消することができる！

3. STR は，成長痛に対して早期から対応することができる．時には子どもたちはより活発に行動することによって，筋が硬くなり，夜間に痛むようになる．STR はこの緊張を解放することで，速やかにこの状態を和らげることができる．

4. オスグッド・シュラッター病やセーバー病などの病気では，STR により

筋を伸張し，筋群を分離させることにより，腱付着部にかかる牽引力が緩和される．オスグッド・シュラッター病では大腿四頭筋と膝蓋腱，セーバー病では腓腹筋，ヒラメ筋，アキレス腱に対してSTRが行われる．

第8章
妊娠前後に対する STR

　臥位や座位において治療ができる軟部組織リリース（soft tissue release：STR）の動的なテクニックは，妊娠中の女性にとって非常に有益である．胎児が成長するにつれて母親の重心位置は変化し，筋出力は不均衡な影響を受けやすくなる．出産に備えて軟部組織が緩むことにより，その影響は強くなる傾向がある．出産時には，腹筋の筋出力が低下するような外傷を負う可能性もあり，医師や助産師から必要な治療について説明を受けることがある．

妊娠中や出産後早期における STR の利点

1. STR は筋出力の不均衡に対し，自然な姿勢のままで筋出力の再教育を行うことができる．

2. 妊娠時によくみられる腰部や腰仙骨部などのうずく感じや痛みを，簡単に緩和することができる．非常に便利なテクニックは，STR と併せて，「怒った猫の背中（angry cat）」のようなストレッチをすることである（87頁を参照）．

3. 腰背部と股関節への STR は，特に股関節内転筋と股関節屈筋に問題があるような恥骨結合機能不全（symphysis pubis dysfunction：SPD）に対して効果的である．

4. STR は出産後の筋出力のバランスを回復させるのに役に立つ．また，新生児に授乳するときや抱き上げるときの肩甲帯が外転するような動き，新生児を抱いて歩くときの股関節へ非対称な負担がかかるような動きで出現する，初期の身体的な苦痛に対処するのに役立つ．

第9章

高齢者に対する STR

　年をとるにつれて結合組織は硬くなる．水分子は結合組織の基質であるコラーゲンとは簡単に結合しなくなり，脱水状態となる．古い傷や繰り返しの負傷，成長時に生活上の姿勢によってストレスを受けた年数は，結合組織が硬くなることに影響を及ぼす．

1 高齢のスポーツ選手

　多くの活動的な人は「人は年をとる運命にある（I'm getting older and it is to be expected）」という古い格言を受け入れ，年をとると多くの痛みや制限が現れるとして，トレーニングの運動強度を減らす．しかしながら，運動は結合組織を滑らかに維持するための必須条件であることを覚えておかなければならない．さらに，筋が微細な損傷を起こし，その修復によって特有の活動による強度を維持できるため，運動をやめるべきではない．トレーニングの運動強度を低下させたために，高齢の運動選手の記録が低迷することが研究によって示唆されている．

　したがって，良いレベルの運動強度を維持しつつ，身体を接触することが多いスポーツや多くの衝撃や捻れ，回転を伴う運動を減らすことが賢明かもしれない．高齢のスポーツ選手では回復に重点をおくべきであり，軟部組織リリース（soft tissue release：STR）は組織の修復を強化するための有用な手段である．高齢のスポーツ選手はトレーニングの運動強度を減らすのではなく，トレーニングの全体量を減らすことを検討しなければならない．例えば，練習回数を減らし，休息と回復に時間をかける．ここでは，ピラティスの練習内容であるストレッチングや軽い強化運動が適切かもしれない．

2 一般的な老化の問題に対する STR

　多くの運動制限は，「高齢」であることを受け入れると楽に感じることができる．一般的に高齢者が年をとったと気がつく症状は，例えば，車を後退させるときなどに，体幹を回旋させずに頭部を回旋させることが困難になったと感じるときである．通常この制限は緩やかに始まり，これは肩甲帯と頭部を前方突出した状態で長時間座った後に，頸部屈筋が短縮していることに関連している．STR による短縮した筋への治療は，姿勢の再教育とともに，関節可動域を大幅に拡大し，関連する疼痛を軽減することができる．もし早期に発見することができれば，頸部の退行性変化を最小限に抑えることができる．

多くの高齢者は，関節軟骨の摩耗によって引き起こされる関節炎である変形性関節症に苦しんでいる．それは以前に受けた負傷や筋の不均衡，過度の摩耗によって悪化する．遺伝的な関連性もあるので，一部の人は発症しやすい傾向がある．

運動は筋出力の不均衡を取り除き，関節の痛みを軽減させるうえで，非常に重要である．運動は滑液の分泌を促す．関節の運動に作用する軟部組織の制限に対処することで，軟骨の栄養素である滑液の分泌を維持させ，運動を改善することができる．

関節周囲に長期的な筋出力の不均衡があるために，しばしば変形性関節症を発症する人もいる．一般的な例は膝関節であり，大腿四頭筋（主に大腿直筋）が慢性的に短縮している可能性があり，身体を動かさない生活様式によって悪化する．短縮した大腿四頭筋は，膝関節の屈曲を制限し，長期間に及ぶこの生体力学的変化によって膝関節の関節表面に不均一な圧力や摩擦を引き起こし，炎症をもたらす．早期に発見することができれば，大腿四頭筋の筋緊張は緩和され，変形性関節症によって将来起こりうる痛みを最小限にすることができる．膝関節の人工関節置換後の回復を促すために，手術前に大腿四頭筋の治療を行うことを支持するという，後に発見された事例証拠もある．

3 変形性関節症に対する STR

1. 関節の動きに影響を与えるすべての関連する筋を治療する．特に過緊張である組織をリリースする．

2. 急性期には，関節の炎症部位は治療しない．

3. 炎症の一定期間後に，関節周囲の治療をする場合には，瘢痕組織，癒着および肥厚した結合組織をリリースする．

第10章
自己治療

　適切に自己治療を行うことは，激しいトレーニングや，会社での大変なストレスから回復するのを助ける．しばしば，セラピストが近くにいなかったり，時間がなかったり，金銭的な問題によって，セラピストによる定期的な治療を受けることが困難な場合がある．短時間の自己治療を頻繁に行うことにより，筋緊張を緩和し，組織の制限を解き放つことによって，損傷のリスクを最小限に抑えることに大きな差を生じさせることができる．

　軟部組織リリース（soft tissue release：STR）では，治療のために全身の筋がリラックスしている必要にないので，多くの他のマッサージテクニックと比べて，自分自身で容易に行うことができる．しかも，多くのテクニックが自動的に行われるため，患者が自分でしなければならないことは，問題部位を見つけてストレッチを行うことだけである．STRのダイナミックな性質は，自分自身で行うことを容易にしている．

　実際に，STRによる治療はほとんど直観的である．例えば，頸部にこわばりのある人は，僧帽筋上部線維をつかんだり，左右に頭を動かしたり，肩をすくめたりする．実際のところ，この反応は，癒着（adherence）や過緊張を軽減するためにも効果的である．例えば，マッサージのための道具として，羊飼いの柄の曲がった杖のような牧杖（thera cane）を利用すれば，肩甲帯を前方突出して，目標とする肩甲骨の間の部位に牧杖を当てて引っ張るというように自己治療をより容易に行うことができる．

　自己治療は，肘関節，手関節，母指の過用による損傷を生じる危険にさらされているセラピストにとっても，欠かせないものである．患者にとって，これらの部位へは容易にアプローチできるので，継続しやすい．

　以下の図は自己治療の数例を示しているが，それらは決して自己治療の方法をすべて網羅しているわけではない．

第10章 自己治療　141

膝関節を伸展させるとき，ハムストリングスへ強くロックする（訳注：圧迫して保持する）ために，上を向けた手指の上にハムストリングスを載せる

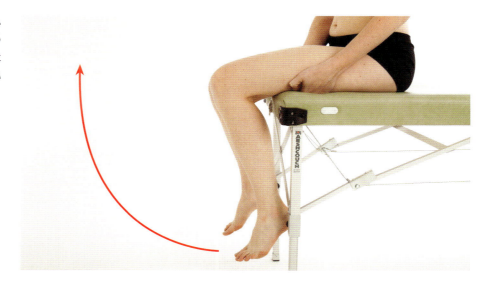

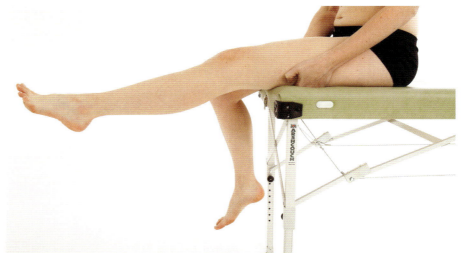

肩を水平外転させるとき，大胸筋を鎖骨から下方に離したり，小胸筋をより強くロックしたりするために手指を使用する

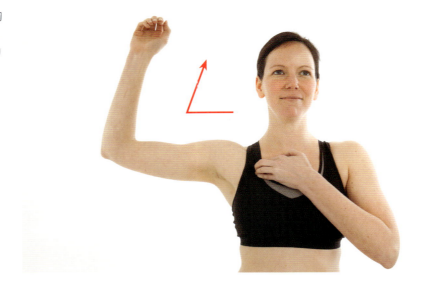

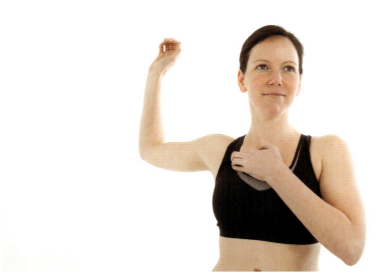

肩甲帯を前方突出させるとき，僧帽筋中部線維と菱形筋をフックする（訳注：ひっかける）ために手指を使用する

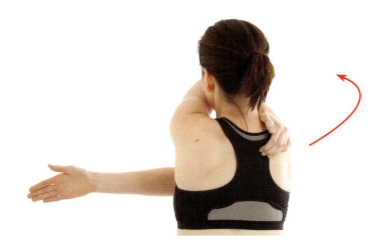

第 10 章　自己治療　143

頸部を側屈させるとき，僧帽筋上部線維をフックする

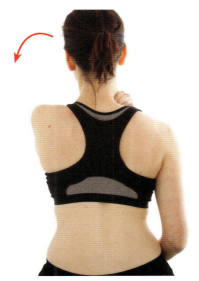 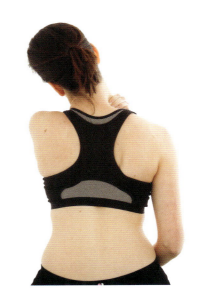

脊柱を屈曲させるとき，脊柱起立筋をロックするために，こぶし（訳注：ここでは中手指節間関節）を用いる

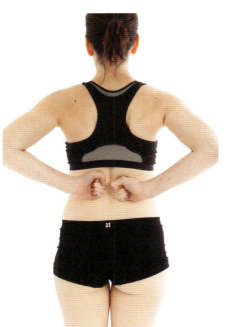 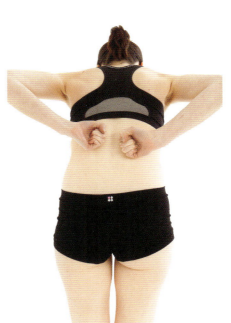

付録 1
解剖学的運動

屈曲 Flexion	関節の角度を小さくする運動
伸展 Extension	関節の角度を大きくする運動
外転 Abduction	身体の正中線から離れる運動
内転 Adduction	身体の正中線に向かう運動
内旋 Medial Rotation	身体の正中線に向かう縦軸周りの回旋
外旋 Lateral Rotation	身体の正中線から離れる縦軸周りの回旋
分回し運動 Circumduction	屈曲，伸展，外転，内転，内旋，外旋の組み合わせ
挙上 Elevation	上方への運動
下制 Depression	下方への運動
後退 Retraction	身体の正中線に向けた後方への肩甲骨の運動
前方突出 Protraction	肩甲骨または頭部の前方への運動
肩甲骨の上方回旋 Lateral Rotation of the Scapula	肩峰が挙上するときの肩甲骨下角の外側運動
肩甲骨の下方回旋 Medial Rotation of the Scapula	肩峰が下制するときの肩甲骨下角の内側運動
回外 Supination	上方へ向かう手掌の運動
回内 Pronation	下方へ向かう手掌の運動
底屈 Plantar Flexion	足底が下方を向く運動
背屈 Dorsiflexion	脛骨前方に向かう足先の運動
外がえし Eversion	体重が足部の内側にかかるように足底を外側へ回転すること
内がえし Inversion	体重が足部の外側にかかるように足底を内側へ回転すること
足趾屈曲 Toe Flexion	足趾の下方への運動
足趾伸展 Toe Extension	足趾の上方への運動

付録 2
一般的にみられる不良姿勢

側面

頭部の位置 Head Position	頸椎の過剰な前弯（凸曲線），または前方への顎の突き出し
胸椎の後弯 Thoracic Kyphosis	胸椎の過剰な後弯（凹曲線）
胸椎の平背 Straight Back	胸椎の後弯（凹曲線）の減少
腰椎の前弯 Lumbar Lordosis	腰椎の過剰な前弯（凸曲線）
腰椎の平背 Flat Back	腰椎の前弯（凸曲線）の減少
骨盤の位置 Pelvic Position	骨盤の前傾または後傾
スウェイバック Sway Back	正中位か後傾位で，骨盤が脊柱と下肢に対して前方にくる姿勢
反張膝 Genu Recurvatum	膝関節が後方にある姿勢
扁平足と凹足 Pes Planus and Pes Cavus	扁平足と高い足底アーチ

後面

頭部の位置 Head Position	頭部の一側への回旋
脊柱側弯症 Scoliosis	脊椎の側方偏位または弯曲
肩甲骨の高さ Scapulae Positions	肩甲骨下角の高さ，肩峰の高さ，肩甲骨の前傾
上後腸骨棘の位置 PSIS Positions	上後腸骨棘の高さ
外反膝と内反膝 Genu Valgum and Varum Genu	X脚とO脚
足の位置 Foot Position	中足部の過度の外反（回内），または踵骨の外反か内反

姿勢バランス
1. 頸椎
2. 肩甲帯
3. 腰椎
4. 骨盤
5. 膝関節
6. 足部

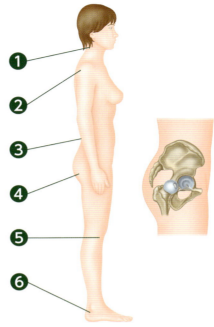

脊椎
1. 頸部カーブ
2. 胸椎カーブ
3. 腰椎カーブ
4. 仙椎カーブ
5. 尾骨

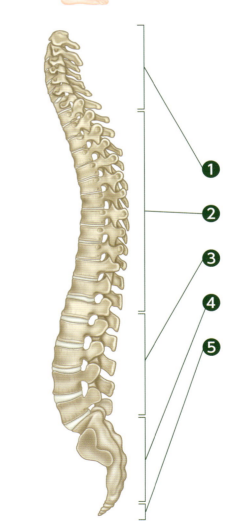

参考文献

Anatomical Chart Co., Chicago. *Muscular System and Skeletal System.*

Anderson, B. 2010. Stretching, *30th Anniversary Edition.* Shelter Publications, Bolinas.

Andrews, E. 1991. *Muscle Management.* Thorsons, London.

Barcsay, J. 1999. *Anatomy for the Artist.* Black Cat, USA.

Barnard, D. 2000. The effect of passive 'soft tissue release' on elbow range of movement and spasticity when applied to the elbow flexors and forearm supinators of a hemiplegic stroke patient: A single case study. Brighton University.

Bergmark, A. 1989. Stability of the lumbar spine: a study in mechanical engineering. *Acta Orthopedica Scandinavica*, 230: 20–24.

Butler, D. 1991. *Mobilisation of the Nervous System.* Churchill Livingstone, Edinburgh.

Cantu, R. I. & Grodin, A. J. 2000. *Myofascial Manipulation: Theory and Clinical Application.* Aspen Publishers Inc., Maryland.

Cantu, R. & Grodin, A. 1992b. In: J. DeLany, 'Connective tissue perspectives'. *Journal of Bodywork and Movement Therapies*, 4 (4) 273–275.

Cash, M. 1996. *Sport and Remedial Massage Therapy.* Ebury Press, London.

Cash, M. 2012. *Advanced Remedial Massage.* Ebury Press, London.

Chaitow, L. 1990. *Soft Tissue Manipulation.* Healing Arts Press, Vermont.

Chaitow, L. 1996. *Modern Neuromuscular Techniques.* Churchill Livingstone, New York.

Commerford, M. J. & Mottram, S. L. 2001. Movement and stability dysfunction: contemporary developments. *Journal of Manual Therapy*, 6 (1) 15–26.

Dick, F. 1992. *Sports Training Principles.* A&C Black, London.

Gray, H. 1993. *Gray's Anatomy.* Magpie Books Ltd, London.

Grisogono, V. 2012. *Sports Injuries, 2e.* Lotus Publishing. Chichester.

Holey, E.A. 2000. Connective tissue massage: A bridge between complementary and orthodox approaches. *Journal of Bodywork and Movement Therapies*, 4 (1) 72–80.

Juhan, D. 1987. In: J. DeLany, 'Connective tissue perspectives'. *Journal of Bodywork and Movement Therapies*, 4 (4) 273–275.

Juhan, D. 1998. *Job's Body: A Handbook for Bodywork.* Station Hill, Barrytown Limited.

Lederman, E. 2005. *The Science and Practice of Manual Therapy: Physiology, Neurology and Psychology.* Churchill Livingstone, Edinburgh.

Lowe, W.W. 1999. Active engagement strokes. *Journal of Bodywork and Movement Therapies*, 4 (4) 277–278.

McAtee, B. 2007. *Facilitated Stretching, 3e.* Human Kinetics, Champaign.

McMinn, R.M.H., Hutchings, R.T., Pegington, J. & Abrahams, P.H. 2002. *A Colour Atlas of Human Anatomy.* Mosby, New York.

McMinn, R.M.H., Hutchings, R.T. & Logan, B.M. 1982. *A Colour Atlas of Foot and Ankle Anatomy.* Mosby, New York.

Myers, T.W. 1997a. The 'anatomy trains': Part 1. *Journal of Bodywork and Movement Therapies*, 1 (2) 91–101.

Myers, T.W. 1997b. The 'anatomy trains': Part 2. *Journal of Bodywork and Movement Therapies*, 1 (3) 134–145.

Myers, T.W. 2008. *Anatomy Trains*, 2e. Churchill Livingstone, London.

Noakes, T. 2002. *Lore of Running*. Human Kinetics, Champaign.

Norris, C.M. 2011. *Managing Sports Injuries: A Guide for Students and Clinicians*. Churchill Livingstone, London.

Oschman, J.L. 1997a. What is healing energy? Gravity, structure and emotions. *Journal of Bodywork and Movement Therapies*, 1 (5) 297–309.

Oschman, J.L. 1997b. In J. DeLany, 'Connective tissue perspectives'. *Journal of Bodywork and Movement Therapies*, 4 (4) 273–275.

Plastanga, N. & Soames, R. 2008. *Anatomy and Human Movement Pocketbook*. Churchill Livingstone, London.

Read, M. and Wade, P. 2009. *Sports Injuries, 3e*. Churchill Livingstone, London.

Rolf, I.P. 1992. *Rolfing, 1e*. Healing Arts Press, Vermont.

Schleip, R., Findley, T., Chaitow, L. & Huijing, P. 2012. *Fascia: The Tensional Network of the Human Body: The Science and Clinical Applications in Manual and Movement Therapy*. Churchill Livingstone, London.

Stone, R. & Stone, J. 2011. *Atlas of Skeletal Muscles*, 7e. McGraw-Hill, New York.

Tortora, G.J. & Anagnostakos, N.P. 1997. *Principles of Anatomy and Physiology, 8e*. John Wiley & Sons, Chichester.

Williams, D. 1995. In: J. DeLany, 'Connective tissue perspectives'. *Journal of Bodywork and Movement Therapies*, 4 (4) 273–275.

Wilmore, J.H. & Costill, D.L. 2007. *Physiology of Sport and Exercise*. Human Kinetics, Champaign.

Wirhed, R. 2006. *Athletic Ability and the Anatomy of Motion*. Mosby, New York.

Ylinen, J. and Cash, M. 1988. *Sports Massage*. Ebury Press, London.

索引

あ

アイシング・・・・・・・・・・・・・・・・・・・ 8
アキレス腱・・・・・・・・・・・ 23, 69, 70, 71
圧迫・・・・・・・・・・・・・・・・・・・・・ 25
圧力・・・・・・・・・・・・・・・・・・・・・ 34

い

インピンジメント症候群・・・・・・・・・・・ 117

う

烏口肩峰アーチ・・・・・・・・・・・・・・・ 117
烏口突起・・・・・・・・・・・・・・・ 109, 114
烏口腕筋・・・・・・・・・・・・・・・・・・ 112
運動性の低下・・・・・・・・・・・・・・・・ 75

え

円回内筋・・・・・・・・・・・・・・・・・・ 120
炎症・・・・・・・・・・・・・・・・・・・・・ 12

お

横隔膜・・・・・・・・・・・・・・・・ 83, 91
怒った猫の背中・・・・・・・・・・・・・・・ 87

か

外傷性損傷・・・・・・・・・・・・・・・・・・ 8
回旋筋腱板・・・・・・・・・・・・・・ 116, 117
外側広筋・・・・・・・・・・・・・ 55, 62, 63
外側コンパートメント・・・・・・・・・・・・ 75
外側支帯・・・・・・・・・・・・・・・ 63, 64
外反母趾・・・・・・・・・・・・・・・・・・ 77
外腹斜筋・・・・・・・・・・・・・・・・・・ 90
解剖学的嗅ぎタバコ窩・・・・・・・・・・・ 126
顎関節・・・・・・・・・・・・・・・・・・ 100
鵞足・・・・・・・・・・・・・・・・・・・・ 59
肩関節・・・・・・・・・・・・・・・・・・ 110
肩関節外旋・・・・・・・・・・・・・・・・ 115
肩関節外転・・・・・・・・・・・・・・・・ 113
肩関節外転筋・・・・・・・・・・・・・・・ 113
肩関節屈曲・・・・・・・・・・・・・・・・ 111
肩関節屈筋・・・・・・・・・・・・・・・・ 111
肩関節伸筋・・・・・・・・・・・・・・・・ 112
肩関節伸展・・・・・・・・・・・・・・・・ 112
肩関節内旋・・・・・・・・・・・・・・・・ 116
肩関節内転・・・・・・・・・・・・・・・・ 112
肩関節内転筋・・・・・・・・・・・・・・・ 112
過用による損傷・・・・・・・・・・・・・・ 1, 8

き

吸気筋・・・・・・・・・・・・・・・・・・・ 91
胸鎖関節・・・・・・・・・・・・・・・・・ 102
狭窄性腱鞘炎・・・・・・・・・・・・・・・ 126
胸鎖乳突筋・・・・・・・・・・・・ 94, 95, 97
強制呼気中・・・・・・・・・・・・・・ 83, 91
強直母趾・・・・・・・・・・・・・・・・・・ 77
胸椎後弯・・・・・・・・・・・・・・・・・ 102
胸半棘筋・・・・・・・・・・・・・・・・・・ 88
胸腰筋膜・・・・・・・・・・・・・・・・・・ 83
棘下筋・・・・・・・・・・・・・・・・ 117, 118
棘筋・・・・・・・・・・・・・・・・・・・・ 82
棘上筋・・・・・・・・・・・・・・・・ 115, 118
棘上筋腱炎・・・・・・・・・・・・・・・・ 117
筋・・・・・・・・・・・・・・・・・・・・・・ 1
近位指節間関節・・・・・・・・・・・・・・ 36
筋エネルギーテクニック・・・・・・・・・・ 26
緊張型頭痛・・・・・・・・・・・・・・・・ 93
筋膜・・・・・・・・・・・・・・・・・・・・・ 1

く

グリコサミノグリカン・・・・・・・・・・・・ 4
グローバルスタビライザー・・・・・・・・・ 13
グローバルモビライザー・・・・・・・・・・ 13

け

脛骨内側過労性症候群・・・・・・・・・・・ 75
頸部回旋・・・・・・・・・・・・・・・・・・ 96
頸部回旋筋・・・・・・・・・・・・・・・・ 97
頸部屈曲・・・・・・・・・・・・・・・・・・ 93
頸部屈筋・・・・・・・・・・・・・・・・・・ 94
頸部伸筋・・・・・・・・・・・・・・ 97, 98
頸部伸展・・・・・・・・・・・・・・・・・・ 96
頸部側屈・・・・・・・・・・・・・・・・・・ 93
頸部側屈筋・・・・・・・・・・・・・・・・ 94
結合組織・・・・・・・・・・・・・・・・・・ 3
結合組織マッサージ・・・・・・・ 6, 24, 36, 83
腱・・・・・・・・・・・・・・・・・・・・・・ 1
腱炎・・・・・・・・・・・・・・・・・・・・・ 6
腱滑膜炎・・・・・・・・・・・・・・・・・・ 6
肩甲下筋・・・・・・・・・・・・・・・・・ 119
肩甲挙筋・・・・・・・・・・・ 97, 99, 105, 106
肩甲骨上角・・・・・・・・・・・・・・・・ 106
肩甲帯・・・・・・・・・・・・・・・・・・ 110
肩甲帯挙上筋・・・・・・・・・・・・・・・ 105
肩甲帯後退筋・・・・・・・・・・・・・・・ 103
肩甲帯前方突出筋・・・・・・・・・・・・・ 107
肩甲帯の下制・・・・・・・・・・・・・・・ 106
肩甲帯の挙上・・・・・・・・・・・・・・・ 105
肩甲帯の後退・・・・・・・・・・・・・・・ 102
肩甲帯の前方突出・・・・・・・・・・・・・ 106

こ

肩鎖関節・・・・・・・・・・・・・・・・・ 102
腱周囲炎・・・・・・・・・・・・・・・・・・ 6
腱鞘炎・・・・・・・・・・・・・・・・・・・ 6
腱障害・・・・・・・・・・・・・・・・・・・ 5

咬筋・・・・・・・・・・・・・・・・ 100, 101
後脛骨筋・・・・・・・・・・・・・・・・・・ 72
硬結・・・・・・・・・・・ 95, 97, 100, 122, 124
後斜角筋・・・・・・・・・・・・・・・・・・ 95
後頭下筋・・・・・・・・・・・・・・・ 97, 98
広背筋・・・・・・・・・・・・・・・・ 88, 112
股関節外旋・・・・・・・・・・・・・・・・ 32
股関節外転・・・・・・・・・・・・・・・・ 52
股関節外転筋・・・・・・・・・・・・・・・ 53
股関節屈曲・・・・・・・・・・・・・・・・ 43
股関節屈筋・・・・・・・・・・・・・・・・ 44
股関節伸展・・・・・・・・・・・・・・・・ 31
股関節内旋・・・・・・・・・・・・・・・・ 36
股関節内旋筋・・・・・・・・・・・・・・・ 36
股関節内転・・・・・・・・・・・・・・ 47, 48
股関節内転筋・・・・・・・・・・・・・・・ 51
呼気筋・・・・・・・・・・・・・・・・・・・ 91
呼吸筋・・・・・・・・・・・・・・・・・・・ 91
五十肩・・・・・・・・・・・・・・・・・・ 117
骨間筋・・・・・・・・・・・・・・・ 126, 127
骨盤帯・・・・・・・・・・・・・・・・・・ 30
コラーゲン・・・・・・・・・・・・・・・・・ 4
ゴルフ肘・・・・・・・・・・・・・・・・・ 124
コンタクトスポーツ・・・・・・・・・・・・ 122
コンパートメント症候群・・・・・・・・・・ 75

さ

最長筋・・・・・・・・・・・・・・・・・・・ 82
細胞外マトリクス・・・・・・・・・・・・・・ 4
鎖骨下筋・・・・・・・・・・・・・・・・・ 106
坐骨神経痛・・・・・・・・・・・・・・・・ 32
三角筋後部線維・・・・・・・・・・・・・・ 113
三角筋前部線維・・・・・・・・・・・・・・ 111
三角筋中部線維・・・・・・・・・・・ 113, 114

し

膝蓋腱・・・・・・・・・・・・・・・・ 64, 65
膝蓋骨トラッキング・・・・・・・・・・・・ 63
自動的STR・・・・・・・・・・・・・・ 20, 21
斜角筋・・・・・・・・・・・・・・・・ 94, 95
尺側手根屈筋・・・・・・・・・・・・・ 123, 124
尺側手根伸筋・・・・・・・・・・・・・ 123, 124
柔軟性・・・・・・・・・・・・・・・・・・・ 25
手関節外転・・・・・・・・・・・・・・・・ 124
手関節屈曲・・・・・・・・・・・・・・・・ 123
手関節屈筋腱・・・・・・・・・・・・・・・ 126

手関節伸筋腱・・・・・・・・・・・・・・・・・・・125
手関節伸展・・・・・・・・・・・・・・・・・・・・123
手関節内転・・・・・・・・・・・・・・・・・・・・124
手根管症候群・・・・・・・・・・・・・・・122, 125
手指・・・・・・・・・・・・・・・・・・・・・・・127
腫脹・・・・・・・・・・・・・・・・・・・・・・・12
小胸筋・・・・・・・・・・106, 107, 109, 110, 142
小指外転筋・・・・・・・・・・・・・・・・・・・126
小指屈筋・・・・・・・・・・・・・・・・・・・・126
小指対立筋・・・・・・・・・・・・・・・126, 127
掌側骨間筋・・・・・・・・・・・・・・・・・・・127
小殿筋・・・・・・・・・・・・・・・・・・・・・36
上腕三頭筋・・・・・・・・・・・・・・・120, 122
上腕三頭筋長頭・・・・・・・・・・・・・・・・113
上腕二頭筋・・・・・・・・・・・・・・・120, 121
上腕二頭筋長頭・・・・・・・・・・・・・・・・112
神経筋テクニック・・・・・・・・・・・・・・・・6
神経根刺激症状・・・・・・・・・・・・・・・・・82
深後方コンパートメント・・・・・・・・69, 76
深指屈筋・・・・・・・・・・・・・・・・・・・・126
シンスプリント・・・・・・・・・・・・・・75, 76
靱帯・・・・・・・・・・・・・・・・・・・・・・・1
靱帯損傷・・・・・・・・・・・・・・・・・・・・・5

す

ストレッチ・・・・・・・・・・・・・・・・・・・25

せ

生理的弯曲・・・・・・・・・・・・・・・・・・・81
脊柱起立筋・・・・・・・81, 84, 86, 87, 88, 143
前鋸筋・・・・・・・・・・・・・・・107, 108, 109
前脛骨筋・・・・・・・・・・・・・・・・・・71, 72
浅指屈筋・・・・・・・・・・・・・・・・・・・・126
前斜角筋・・・・・・・・・・・・・・・・・・・・95
仙腸関節・・・・・・・・・・・・・・・・・・・・36
前腕の回外・・・・・・・・・・・・・・・・・・・120
前腕の回内・・・・・・・・・・・・・・・・・・・120

そ

総指伸筋・・・・・・・・・・・・・・・・・・・・127
相反抑制・・・・・・・・・・・・・・・・・・・・21
僧帽筋・・・・・・・・・・・・・・・・・・・97, 102
僧帽筋下部線維・・・・・・・・・・・・・103, 106
僧帽筋上部線維・・97, 99, 102, 105, 115, 143
僧帽筋中部線維・・・・・・・・・・・・・104, 142
足関節・・・・・・・・・・・・・・・・・・・・・74
足関節底屈・・・・・・・・・・・・・・・・・・・66
足関節底屈筋・・・・・・・・・・・・・・・・・・67
足関節背屈・・・・・・・・・・・・・・・・・・・71
足関節背屈筋・・・・・・・・・・・・・・・・・・71
足趾外転・・・・・・・・・・・・・・・・・・・・79
足趾屈曲・・・・・・・・・・・・・・・・・・・・77

足趾屈筋・・・・・・・・・・・・・・・・・・・・77
足趾伸筋・・・・・・・・・・・・・・・・・・・・78
足趾伸展・・・・・・・・・・・・・・・・・・・・78
足趾内転・・・・・・・・・・・・・・・・・・・・79
足底筋膜・・・・・・・・・・・・・・・・・・79, 80
足底筋膜炎・・・・・・・・・・・・・・・・・79, 80
足底腱膜・・・・・・・・・・・・・・・・・・・・79
側頭筋・・・・・・・・・・・・・・・・・・100, 101
足部・・・・・・・・・・・・・・・・・・・・・・・77
足部外転・・・・・・・・・・・・・・・・・・・・73
足部外反筋・・・・・・・・・・・・・・・・・・・73
足部内反・・・・・・・・・・・・・・・・・・・・72
足部内反筋・・・・・・・・・・・・・・・・・・・73

た

ターフトゥ・・・・・・・・・・・・・・・・・・・77
大円筋・・・・・・・・・・・・・・・・・・・・・112
体幹回旋・・・・・・・・・・・・・・・・・・・・83
体幹回旋筋・・・・・・・・・・・・・・・・・84, 89
体幹屈曲・・・・・・・・・・・・・・・・・・・・89
体幹屈曲筋・・・・・・・・・・・・・・・・・・・89
体幹伸筋・・・・・・・・・・・・・・・・・・・・84
体幹伸展・・・・・・・・・・・・・・・・・・・・82
体幹側屈・・・・・・・・・・・・・・・・・・・・83
体幹側屈筋・・・・・・・・・・・・・・・・・・・84
大胸筋・・・・・・・・106, 109, 111, 112, 142
体重負荷STR・・・・・・・・・・・・・20, 22, 87
大腿筋膜張筋・・・・・・・・・・・・・・3, 52, 54
大腿四頭筋・・・・・・・・・・・・・・56, 60, 62
大腿四頭筋腱・・・・・・・・・・・・・・・・・・61
大腿直筋・・・・・・・・・・・・・・・44, 45, 60
大腿二頭筋・・・・・・・・・・・・・・・・・・・59
大殿筋・・・・・・・・・・・・・・・・・・・31, 34
大内転筋・・・・・・・・・・・・・・・31, 50, 51
他動的STR・・・・・・・・・・・・・・・・・・・20
多裂筋・・・・・・・・・・・・・・・・・・・・・88
短橈側手根伸筋・・・・・・・・・・・・・123, 124
短腓骨筋・・・・・・・・・・・・・・・・・・・・74
短母指外転筋・・・・・・・・・・・・・・・・・127
短母指屈筋・・・・・・・・・・・・・・・・・・・126

ち

チキソトロピー・・・・・・・・・・・・・・・・・4
恥骨結合機能不全・・・・・・・・・・・・・・・137
中斜角筋・・・・・・・・・・・・・・・・・・・・95
中足骨痛症・・・・・・・・・・・・・・・・・・・77
中殿筋・・・・・・・・・・・・・・・・・36, 53, 54
虫様筋・・・・・・・・・・・・・・・・・・126, 127
腸脛靱帯・・・・・・・・・・・・・・3, 52, 53, 55
腸脛靱帯症候群・・・・・・・・・・・・・・・・・64
腸骨筋・・・・・・・・・・・・・・・・・・・・・46
長掌筋・・・・・・・・・・・・・・・・・・・・・123

長橈側手根伸筋・・・・・・・・・・・・・123, 124
長内転筋・・・・・・・・・・・・・・・・・・48, 49
長腓骨筋・・・・・・・・・・・・・・・・・・73, 74
長母指外転筋・・・・・・・・・・・・・・・・・127
長母指屈筋・・・・・・・・・・・・・・・・・・・127
長母指伸筋・・・・・・・・・・・・・・・・・・・127
腸腰筋・・・・・・・・・・・・・・・・・・・・・45
腸腰靱帯・・・・・・・・・・・・・・・・・・・・30
腸肋筋・・・・・・・・・・・・・・・・・・・・・82

て

抵抗負荷STR・・・・・・・・・・・・・・・・・・22
テクスチャ・・・・・・・・・・・・・・・・・・・10
テニス肘・・・・・・・・・・・・・・・・・123, 124

と

等尺性収縮後弛緩・・・・・・・・・・・・・22, 26
橈側手根屈筋・・・・・・・・・・・・・・・・・123
頭板状筋・・・・・・・・・・・・・・・・・・・・97
ドケルバン症候群・・・・・・・・・・・・・・・126

な

内側広筋・・・・・・・・・・・・・・・・・・・・62
内側支帯・・・・・・・・・・・・・・・・・・63, 64
内側ハムストリングス・・・・・・・・・・・・・59
内反捻挫・・・・・・・・・・・・・・・・・・・・74
内腹斜筋・・・・・・・・・・・・・・・・・・・・83
軟部組織・・・・・・・・・・・・・・・・・・・・・1
軟部組織リリース・・・・・・18, 102, 129, 140

は

背側骨間筋・・・・・・・・・・・・・・・・・・・127
薄筋・・・・・・・・・・・・・・・・・・・・・49, 50
ハムストリングス・・・31, 37, 38, 39, 40, 41,
42, 43, 57, 58, 141
瘢痕組織・・・・・・・・・・・・・・・・・・・・11
板状筋・・・・・・・・・・・・・・・・・・・・・97
反復運動過多損傷・・・・・・・・・・・・・・・122

ひ

引き裂き・・・・・・・・・・・・・・・・・・・・120
膝関節・・・・・・・・・・・・・・・・・・・・・56
膝関節屈曲・・・・・・・・・・・・・・・・・・・56
膝関節屈筋・・・・・・・・・・・・・・・・・・・57
膝関節伸展・・・・・・・・・・・・・・・・・・・60
肘関節・・・・・・・・・・・・・・・・・・・・・121
肘関節屈曲・・・・・・・・・・・・・・・・・・・120
肘関節伸展・・・・・・・・・・・・・・・・・・・120
腓腹筋・・・・・・・・・・・・・・・・23, 24, 66, 67
ヒラメ筋・・・・・・・・・・・・・22, 23, 26, 66, 68
疲労骨折・・・・・・・・・・・・・・・・・・・・75

ふ

腹圧	91
腹横筋	91
腹斜筋	90
腹直筋	89
腹部筋の深層	91
浮腫	12
不動	9

へ

変形性関節症	139

ほ

方形回内筋	120
補強された指骨	39
母指外転筋	126
母指球	128
母指対立筋	126, 127
母指内転筋	127

ま

マッサージ	6

む

むちうち症	93, 100

め

メンテナンスマッサージ	81

も

モビライザー	14

ゆ

癒着	12, 39
癒着性関節包炎	117

よ

腰筋	46
腰仙関節	36
腰仙椎	30
腰椎前弯	43
腰方形筋	83, 85, 88
ヨガ	16
翼状肩甲	107
翼突筋	100
予防	8

ら

ラケットスポーツ	120

り

梨状筋	32, 35
梨状筋症候群	32
菱形筋	102, 103, 104
リラクセーション	45
リリース	45

ろ

ローカルスタビライザー	13
ローテーターカフ	116
肋間筋	92
ロック	23, 33, 121

数字

7秒間のテスト	13, 76

A

adherence	39
angry cat	87

C

connective tissue massage	24, 83
CTM	24, 36, 83
CTMロック	24, 36, 115, 117

M

MET	26
muscle energy technique	26

P

PIR	22, 26

R

RI	21
RICE	5, 123

S

Seven-second Test	13
soft tissue release	18, 129, 140
SPD	137
STR	18, 102, 107, 122, 127, 129, 130, 131, 140, 142
symphysis pubis dysfunction	137

T

tearing	120
tightness	11
turf toe	77

【監訳者略歴】

武田 功
- 1973年　国立身体障害者リハビリテーションセンター勤務
- 1974年　英国・ストークマンデビル病院に国費留学
- 1983年　京都大学医療技術短期大学部理学療法学科助教授
- 1994年　吉備国際大学保健科学部学部長・教授
- 2000年　吉備国際大学大学院保健科学研究科長・教授
- 2001年　川崎医療福祉大学大学院にて医療福祉学博士号
- 2002年　鈴鹿医療科学大学保健衛生学部理学療法学科長・教授
- 2006年　姫路獨協大学医療保健学部理学療法学科教授
- 2010年　金城大学医療健康学部理学療法学科学部長補佐・教授
- 2011年　宝塚医療大学学長
- 2016年　大阪人間科学大学人間科学部理学療法学科教授

弓岡光徳
- 1977年　九州工業大学工学部工業化学科卒業
- 1980年　九州リハビリテーション大学校卒業
  九州労災病院，ボバース記念病院，長行病院，
  誠愛リハビリテーション病院勤務を経験
- 2001年　佐賀大学大学院にて経済学修士号
  吉備国際大学保健科学部理学療法学科講師
- 2005年　吉備国際大学保健科学部理学療法学科助教授
  吉備国際大学大学院にて社会福祉学博士号
- 2006年　姫路獨協大学医療保健学部理学療法学科教授
- 2011年　宝塚医療大学理学療法学科教授
- 2014年　宝塚医療大学副学長
- 2016年　大阪人間科学大学人間科学部理学療法学科教授

セラピストのための
軟部組織リリース　原著第3版　　ISBN978-4-263-26588-8

2019年3月10日　第1版第1刷発行　　日本語版翻訳出版権所有

　　原　著　者　Mary Sanderson
　　監　訳　者　武　田　　　功
　　　　　　　　弓　岡　光　徳
　　発　行　者　白　石　泰　夫
　　発　行　所　医歯薬出版株式会社
　　　　〒113-8612　東京都文京区本駒込1-7-10
　　　　TEL.（03）5395-7628（編集）・7616（販売）
　　　　FAX.（03）5395-7609（編集）・8563（販売）
　　　　https://www.ishiyaku.co.jp/
　　　　郵便振替番号 00190-5-13816

乱丁，落丁の際はお取り替えいたします　　印刷・木元省美堂／製本・皆川製本所
© Ishiyaku Publishers, Inc., 2019. Printed in Japan

本書の複製権・翻訳権・翻案権・上映権・譲渡権・貸与権・公衆送信権（送信可能化権を含む）・口述権は，医歯薬出版(株)が保有します．

本書を無断で複製する行為（コピー，スキャン，デジタルデータ化など）は，「私的使用のための複製」などの著作権法上の限られた例外を除き禁じられています．また私的使用に該当する場合であっても，請負業者等の第三者に依頼し上記の行為を行うことは違法となります．

[JCOPY]〈出版者著作権管理機構　委託出版物〉
本書をコピーやスキャン等により複製される場合は，そのつど事前に出版者著作権管理機構（電話 03-5244-5088，FAX 03-5244-5089，e-mail：info@jcopy.or.jp）の許諾を得てください．